Nachdenken über Corona

Nachdenken über Corona

Philosophische Essays über die Pandemie und ihre Folgen

Herausgegeben von Geert Keil und Romy Jaster

RECLAM

2021 Philipp Reclam jun. Verlag GmbH,
Siemensstraße 32, 71254 Ditzingen
Druck und buchbinderische Verarbeitung: CPI books GmbH,
Birkstraße 10, 25917 Leck
Printed in Germany 2021
RECLAM ist eine eingetragene Marke
der Philipp Reclam jun. GmbH & Co. KG, Stuttgart
ISBN 978-3-15-011349-3

Auch als E-Book erhältlich

www.reclam.de

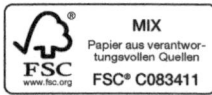

Inhalt

Vorwort
Die Philosophie und die Pandemie

Bereits im Jahr 2015 hat die Gesellschaft für Philosophie (GAP) eine Preisfrage zu einer aktuellen gesellschaftlichen Herausforderung ausgeschrieben. Damals, auf dem Höhepunkt der sogenannten Flüchtlingskrise, lautete die Frage an die philosophische Zunft: »Welche und wie viele Flüchtlinge sollen wir aufnehmen?« Zur Teilnahme aufgerufen waren alle akademischen Philosophinnen und Philosophen, vom Studenten bis zur Professorin. Die besten Essays wurden zwischen zwei Buchdeckeln versammelt.[1]

Als im Frühjahr 2020 die Covid-19-Pandemie die Welt in den Griff nahm, wurde schnell klar, dass diese Herausforderung sich nicht wie andere Krisen angehen lässt: Wegsehen, auf die lange Bank schieben und Symbolpolitik waren diesmal keine Optionen. Die Menschheit kämpft seither gegen die Ausbreitung einer Viruskrankheit, die bis Ende 2020 fast zwei Millionen Opfer gefordert und in einigen Ländern katastrophenartige Zustände ausgelöst hat. Das Virus hat sich auf allen fünf Kontinenten verbreitet; zu Wasser und in der Luft findet es nur deshalb kaum noch Wirte, weil die Pandemie den Luftverkehr und die Kreuzfahrtschifffahrt weitgehend zum Erliegen gebracht hat. Aus Europa werden nicht zuletzt die Bilder aus Norditalien im Gedächtnis bleiben: Ärztinnen und Ärzte am Ende ihrer Kräfte, die völlige Überlastung der Krankenhäuser, Leichen, für die es keinen Platz mehr in den Kühlhäusern gab. Erschütternd waren die Briefe sterbender Menschen, die ihre Angehörigen nicht noch ein letztes Mal sehen konnten.

Auf diesen Schock reagierten viele Länder mit einem Lockdown, der in alle Lebensbereiche ausstrahlte: Wirtschaft, Reisen, Kulturveranstaltungen, Sport, Religionsausübung, Schulen, Universitäten, Freundschaft und Familie. Noch nie gab es zu Friedenszeiten so große Einschränkungen des öffentlichen Lebens. Es wurde schmerzhaft klar, dass der Schutz des Lebens und der Gesundheit mit anderen wichtigen Gütern in Konflikt geraten kann.

---

1 »Welche und wie viele Flüchtlinge sollen wir aufnehmen«? Philosophische Essays, hrsg. von Thomas Grundmann und Achim Stephan, Stuttgart 2016.

Eine Krise dieses Ausmaßes befeuert vielfältige gesellschaftliche Debatten, zu denen auch die Philosophie etwas beizutragen hat. Die GAP hat daher erneut einen Essay-Wettbewerb ausgerichtet. Das Thema war der Titel dieses Bandes: *Nachdenken über Corona*. Wir haben uns bewusst für diese Formulierung entschieden, um es den Beitragenden offenzuhalten, welche Fragestellung sie aus der Vielzahl möglicher philosophischer Anknüpfungspunkte herausgreifen wollen. Dass diese Offenheit im Sinne der Teilnehmerinnen und Teilnehmer war, sieht man daran, welch unterschiedliche philosophische Zugänge die Autorinnen und Autoren dieses Bandes gewählt haben (die Ausschreibung findet sich am Ende dieser Einleitung abgedruckt).

Die vielfältigen Herausforderungen betreffen die Philosophie in ihrer ganzen fachlichen Breite – nicht nur die politische Philosophie, die Ethik und die Sozialphilosophie, sondern auch zentrale Felder der theoretischen Philosophie wie die Erkenntnistheorie, die Naturphilosophie und die Wissenschaftsphilosophie. Es geht um Themen wie:

- Güterabwägungen zwischen Gesundheit, Freiheit, Wohlstand,
- staatliche Eingriffe in Freiheitsrechte und das Verhältnis von Freiwilligkeit und Zwang,
- die Verhältnismäßigkeit von Maßnahmen im Ausnahmezustand,
- medizinische Versorgungsengpässe, die Verteilung knapper Ressourcen (Intensivbetten, Impfstoff) und eine Ethik der Triage,
- Selbstgefährdung, Fremdgefährdung und die Solidarität bei unterschiedlicher Verletzlichkeit von Bevölkerungsgruppen,
- die Verlagerung wichtiger politischer Entscheidungen auf die Exekutive,
- Herausforderungen des Entscheidens unter Unsicherheit,
- die Erfolgsbilanz unterschiedlicher Politikstile und Gesellschaftsmodelle bei der Bewältigung der Krise,
- Ökonomie und Verteilungsfragen,
- systemrelevante Berufe und gerechte Entlohnung,
- unser Verhältnis zu den anderen Tieren; Essgewohnheiten, Haltungsbedingungen und Zoonosen,
- die Rolle wissenschaftlicher Expertise für Politik und Gesellschaft,

- Meinungsverschiedenheiten zwischen Experten, Vorläufigkeit und Fehlbarkeit der Wissenschaft,
- Herausforderungen für die Wissenschaftskommunikation,
- Corona-Skepsis und Verschwörungstheorien,
- die Gesellschaft als Wissens- und Vertrauensgemeinschaft,
- Probleme von Corona-Warn-Apps, etwa beim Datenschutz.

Diese unvollständige Themenliste zeigt, wie breit das Spektrum der Aspekte ist, die angesichts der Corona-Krise zu bedenken sind. Die Pandemie und ihre Auswirkungen geben Anlass, nahezu alle Bereiche unseres Zusammenlebens neu zu verhandeln. Bei dieser Aufgabe werden uns die Expertinnen und Experten der Stunde – Virologen, Epidemiologinnen, Impfstoffforscher – nicht helfen können. Medizinisch wird die Pandemie früher oder später eingehegt sein. Bleiben werden die Fragen, die andere Arten von Expertise und nicht zuletzt philosophisches Nachdenken verlangen.

Die Philosophie in der Pandemie

Aus Sicht der *analytischen* Philosophie stellt die Kommentierung der Zeitläufte eine besondere Herausforderung dar: Der hohe Anspruch an die Philosophie, ihre Zeit – die Corona-Zeit – in Gedanken zu erfassen, ist kaum seriös einzulösen. Analytische Philosophinnen und Philosophen sind besser im sorgfältigen Zerlegen von Problemen als im Blick auf das große Ganze. Und sie stehen dazu: Die Erwartung, die Corona-Zeit bündig auf den Begriff zu bringen, würde die schiere Vielfalt der Herausforderungen verkennen. Und man sollte der Versuchung widerstehen, die Corona-Krise zur Bestätigung der je eigenen vorgefassten Globaldiagnose zu missbrauchen. Die analytische Philosophie hat ihre Stärken im nüchternen, sortierenden, begriffsklärenden und argumentierenden Problemzugriff. Es spricht einiges dafür, dass dieser Philosophiestil der Vielfalt und Komplexität dessen, was es zu bedenken gibt, besser entspricht als eine mit Aplomb vorgetragene Globaldiagnose. *Die* Philosophie der Pandemie gibt es schon deshalb nicht, weil Corona uns nicht die eine Lektion erteilt hat, sondern ziemlich viele Lektionen.

Die mediale Präsenz der akademischen Philosophie in der Corona-Krise war, wie erste Zusammenstellungen zeigen, beachtlich.[2] Über den Ertrag der Wortmeldungen gehen die Meinungen auseinander. Im Feuilleton der *Süddeutschen Zeitung* war zu lesen, dass den Philosophen zu Corona »außer Banalitäten erstaunlich wenig« eingefallen sei, »die Originalität und Substanz der Wortmeldungen« sei gering gewesen. Zwar hätten die Philosophen neben einem »fröhlichen Einerseits-andererseits-Brei«, auch viel Richtiges gesagt, nur sei dieses Richtige »von anderen Beobachtern längst bemerkt« worden, »bevor es die Philosophen wiederholten«.[3]

Das ist eine wenig schmeichelhafte Einschätzung. Wenn man ehrlich ist, wird man sie nach Abzug des polemischen Überschusses nicht rundheraus zurückweisen können. Etliche Wortmeldungen aus der Philosophenzunft haben der Zunft keine Ehre gemacht. Dabei ist in Rechnung zu stellen, dass die knappen und häufig zuspitzenden Formate der Publikumsmedien philosophischen Überlegungen keinen günstigen Entfaltungsraum bereitstellen. Redaktionen und Teile der Öffentlichkeit mögen sich von Philosophen vor allem originelle Einsichten und steile Thesen erhoffen. Doch philosophisches Nachdenken zeichnet sich weniger durch die besondere Originalität der Thesen, sondern in erster Linie durch die Genauigkeit und Sorgfalt aus, mit der diese Thesen dargelegt, begründet und mit anderen Überlegungen in Zusammenhang gebracht werden. Wo Philosophie verblüffen will, verspielt sie ihre Stärken. Steile Thesen sind oft vor allem eines: falsch.

Was nun den Einwand betrifft, die Philosophen seien mit ihren Wortmeldungen sehr spät gekommen, so erinnert er an Hegels berühmte Bemerkung über die Eule der Minerva, die erst in der Dämmerung ihren Flug beginnt. Ja, das Nachdenken braucht etwas Zeit, und die Philosophie kommt meistens etwas spät. Doch kommt sie immer noch früh genug zu spät: Philosophen tragen zu gesellschaftlichen Debatten idealerweise etwas bei, das eine längere Halbwerts-

2 »Covid 19 und die PhilosophInnen. Eine Übersicht über die mediale Präsenz der Philosophie«, in: *Information Philosophie* 2 (2020) S. 16–25.
3 Jens-Christian Rabe, »Soft und sicher. Philosophen zu Corona«, in: *Süddeutsche Zeitung*, 20. 7. 2020.

zeit besitzt als Einlassungen zur Tagespolitik. Philosophinnen sind gut beraten, auf diejenigen Aspekte des Umgangs mit der Pandemie abzustellen, die nicht so schnell durch Tagesereignisse überholt werden. Dies ist im Falle der Corona-Krise durchaus eine Herausforderung. Die Jury war jedoch vorausschauend genug, ausnahmslos Beiträge zu Fragen in den Band aufzunehmen, die uns noch länger beschäftigen werden.

Der Wettbewerb

Auf die Ausschreibung hin wurden mehr als hundert Essays eingereicht. Eine divers besetzte Fachjury hat in einem blinden Begutachtungsverfahren die drei Preisträgerinnen sowie sechs weitere Beiträge ausgewählt, die in diesem Band versammelt sind. Besonders freuen wir uns, dass Texte von Philosophinnen und Philosophen aller Qualifikationsstufen für den Band ausgewählt wurden. Die Jurymitglieder waren Susanne Boshammer (Osnabrück), Elke Brendel (Bonn), Daniel Cohnitz (Utrecht), Simone Dietz (Düsseldorf), Anna Goppel (Bern), Tim Henning (Stuttgart), Geert Keil (Berlin), Peter Schaber (Zürich), Ralf Stoecker (Bielefeld), Eva Weber-Guskar (Bochum), Markus Wild (Basel) und Héctor Wittwer (Magdeburg). Für den ehrenamtlichen Einsatz der Jurymitglieder möchten wir uns an dieser Stelle im Namen der GAP bedanken.

Der erste Preis des Wettbewerbs ist *Christian Budnik* (Zürich) für seinen Essay »Vertrauen als politische Kategorie in Zeiten von Corona« verliehen worden. Der Beitrag nimmt die Corona-Krise als Krise des Vertrauens in den Blick. Budnik ruft zunächst die Gründe dafür in Erinnerung, dass wir in dieser Krise unterschiedlichen Akteuren vertrauen müssen: politischen Entscheidungsträgern, Medizinern und Epidemiologen, unseren Mitbürgerinnen und Mitbürgern. In den Protesten gegen die verhängten Maßnahmen wurden allerdings Exzesse des Misstrauens sichtbar. Angesichts der damit verbundenen Gefahren plädiert Budnik dafür, die moralisch und emotional aufgeladenen Begriffe des Vertrauens und des Misstrauens in sozialpolitischen Kontexten mit Vorsicht zu verwenden. Tatsächlich wird etwas von Vertrauen Verschiedenes gefordert: Wir *verlassen* uns bis zum

Beweis des Gegenteils darauf, dass auch andere das Gebotene tun und dass Regierung und Wissenschaft keine finsteren Ziele verfolgen. In der Pandemie gilt nach Budnik: Vertrauen ist gut, sich verlassen ist besser.

Mit dem zweiten Preis ist der Beitrag »Das Samariterprinzip: Politische Legitimität und Covid-19« von *Luise K. Müller* (Dresden) ausgezeichnet worden. Der Beitrag nimmt seinen Ausgang von dem Slogan »Nicht ohne uns!«, mit dem besorgte Bürgerinnen und Bürger gegen Beschränkungen ihrer individuellen Freiheiten demonstrieren. Müller sucht zu zeigen, dass die Einschränkungen durchaus mit einem wohlverstandenen Liberalismus vereinbar sind. Wie schon John Stuart Mill argumentiert hat, findet unsere Freiheit dort eine Grenze, wo ihre Ausübung andere schädigt. In der Corona-Pandemie müssen die Handlungen vieler so koordiniert werden, dass große Not vermieden wird. Diese Rolle kann einstweilen nur der Staat übernehmen. Der Essay verteidigt ein »Samariterprinzip«, nach dem der Staat seine Bürgerinnen in Notsituationen zwingen darf, ihren Teil zur Rettung beizutragen. Auch aus liberaler Perspektive lässt sich nach Müller rechtfertigen, dass wir kein moralisches Recht haben, von solchem Zwang verschont zu bleiben.

Der dritte Preis ging an *Emanuel Viebahn* (Berlin), der in seinem Beitrag »Lob der Vermutung« eine sprachphilosophische Perspektive auf die Wissenschaftskommunikation in der Pandemie einnimmt. In Krisen, so Viebahn, scheinen klare Ansagen gefragt zu sein, bei denen wir wissen, woran wir sind. Vermutungen hingegen stehen im Ruf, unklar zu sein und es dem Sprecher zu erlauben, sich aus der Verantwortung zu stehlen. Viebahn zeigt mit den Mitteln der Sprechakttheorie, dass vermutende Sprechakte für die Krisenkommunikation in der Corona-Pandemie richtig und wichtig sind. Weder seien Vermutungen anfälliger für Unklarheit als andere Sprechakte, noch seien sie besser dazu geeignet, Verantwortung abzuweisen. Im Gegenteil: In einer Situation, die durch Unsicherheit geprägt ist, sind Vermutungen Viebahn zufolge besonders wertvoll für das Kommunizieren von Annahmen, für die man zwar Gründe, aber keine wasserdichten Belege hat.

Die sechs zusätzlich ausgewählten Essays beleuchten weitere Aspekte des Umgangs mit der Pandemie.

Oliver Hallich (Essen) macht in seinem Beitrag »Verhindern oder Vorbeugen?« auf einen oft übersehenen Unterschied im Bereich von Freiheitseinschränkungen aufmerksam: *Vorbeugende* Maßnahmen setzen früh ein und sollen im Vorfeld ein Risiko minimieren, beispielsweise den Ausbruch einer Epidemie. Steht hingegen die Gefahr schon vor der Tür, bleiben nur noch *verhindernde* Maßnahmen, die etwa auf das Unterbrechen von Infektionsketten abzielen. Hallich argumentiert, dass vorbeugende und verhindernde Maßnahmen sich in der Stärke der jeweils erforderlichen Rechtfertigung voneinander unterscheiden, und plädiert dafür, für Freiheitseinschränkungen in einer liberalen Demokratie möglichst hohe Rechtfertigungsstandards anzusetzen.

Ludger Jansen (Rostock/Münster) vergleicht in seinem Beitrag »Masken, Abstand, Anschnallpflicht« die Corona-Maßnahmen mit Regulierungen im Straßenverkehr. Im Juli 2020 war klar: Die erste Welle der Corona-Infektionen konnte erfolgreich gestoppt werden. Zur gleichen Zeit wurde bekannt, dass im Vorjahr die Zahl der Verkehrstoten einen historischen Tiefstand erreicht hatte. Beides wurde durch Maßnahmen erreicht, die die Freiheit der Bürger einschränken, doch nur die Corona-Maßnahmen führten zu empörtem Protest und Demonstrationen. Jansen fragt, woran die unterschiedliche Akzeptanz der Maßnahmen liegen mag und ob wir aus der Analogie mit den Verkehrsregeln etwas über den Umgang mit der Pandemie lernen können.

Frank Dietrich (Düsseldorf) erörtert in seinem Beitrag »Medizin am Limit« die Handlungsempfehlungen ärztlicher und medizinethischer Gremien zum Umgang mit Versorgungsengpässen in der Pandemie. Was tun, wenn nicht für alle Patienten mit schweren Krankheitsverläufen Beatmungsgeräte und Pflegekräfte zur Verfügung stehen? Wie dann »priorisiert« werden soll, ist eine ethische Frage, keine medizinische. Hinter dem Kriterium der »klinischen Erfolgsaussicht« verbergen sich nämlich unterschiedliche Priorisierungen, die sich vor allem darin unterscheiden, ob sie ältere Patienten benachteiligen. Dietrich diskutiert auch den Extremfall der »Ex-post-Triage«, die bereits aufgenommene Patienten in die Auswahl einbezieht und unter Umständen Therapieabbrüche zugunsten neu eingetroffener Kranker verlangt.

Sebastian Schmidt (Zürich) fragt in seinem Beitrag »Wie vernünftig sind Verschwörungstheoretiker?«, wie es um die Vernunft derjenigen steht, die einer Verschwörungstheorie über die Corona-Pandemie anhängen. Im Umgang mit Corona scheint sich zu bestätigen, was die Psychologie seit Jahrzehnten lehrt: Menschen unterliegen in ihrem Denken kognitiven Fehlern und Verzerrungen. Doch ist verschwörungstheoretisches Denken, das solche Fehler ebenfalls begeht, deshalb irrational? Schmidt warnt davor, einander zu leichtfertig als irrational zu betrachten, und verweist auf die wichtige Rolle, die intellektuelles Vertrauen in Wissensgemeinschaften spielt. Am Beispiel des sogenannten Bestätigungsfehlers führt er aus, dass Menschen, die ihre Überzeugungen nicht fortwährend kritisch prüfen, in diesem Verhalten durchaus rational sein können.

Alexandra Tiefenbacher (Zürich) befasst sich in ihrem Beitrag »Das Prinzip der Freiwilligkeit belohnt die Falschen« mit den Nachteilen des Freiwilligkeitsprinzips, das den Corona-Maßnahmen einiger Länder zugrunde liegt. Zwar galten zeitweise die Maßnahmen der Schweiz und Schwedens vielen als vorbildlich, weil sie anstelle von Verboten auf die Souveränität ihrer Bürgerinnen setzen. Das Freiwilligkeitsprinzip hat aber auch gravierende Nachteile: Insbesondere erzeugt es Tiefenbacher zufolge ein Fairnessproblem, denn von freiwilligen Maßnahmen profitieren vor allem diejenigen, die sich nicht an die Maßnahmen halten: die Trittbrettfahrer. Damit werfen die Corona-Maßnahmen ähnliche Probleme auf wie die größtenteils freiwilligen Maßnahmen zur Eindämmung der Klimakrise. In beiden Fällen spricht Tiefenbacher sich für verbindliche Regelungen aus, die die Lasten fair verteilen.

Yannic Vitz (Berlin) erinnert in seinem Beitrag »Applaus, Applaus!« an den Beifall für die von der Arbeit heimkehrenden Pflegekräfte, der in den ersten Monaten der Pandemie von den Balkonen erschallte. Das Echo auf diesen Applaus war nicht nur positiv. Es war von Zynismus die Rede; viele Pflegekräfte empörten sich öffentlich. Doch worin besteht eigentlich genau das Problem? Vitz macht geltend, dass Applaus moralisch durchaus unangemessen sein kann, und zwar dann, wenn er Ausdruck eines *heuchlerischen Lobs* ist. Oft ist es völlig in Ordnung, andere für etwas zu loben, was man selbst nicht tut, in bestimmten Fällen aber nicht. Die von Vitz skizzierte

›Ethik des Lobs‹ versucht, das Phänomen des heuchlerischen Lobs genauer zu bestimmen.

Wir möchten uns bei all jenen bedanken, die Beiträge zum Wettbewerb eingereicht haben. Ein besonderer Dank gilt Kerstin Helf und Sara Nothnagel, die uns bei der Durchführung des Wettbewerbs und bei der Arbeit am Manuskript vielfältig unterstützt haben.

Berlin, im Dezember 2020
Geert Keil und Romy Jaster

Essaywettbewerb

der Gesellschaft für Analytische Philosophie

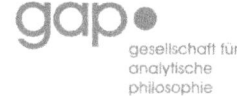

gesellschaft für
analytische
philosophie

Nachdenken über Corona

Philosophische Analysen zum Umgang mit der Pandemie

Die Corona/Covid 19-Pandemie und der Umgang damit fordern auch das philosophische Nachdenken heraus. Noch nie gab es zu Friedenszeiten derart große Einschränkungen des öffentlichen Lebens. Die medizinischen Ressourcen reichten auch in westlichen Ländern nicht überall aus, um alle Erkrankten zu behandeln. Infolge der Lockdown-Maßnahmen zeichnet sich der größte Wirtschaftseinbruch seit dem Zweiten Weltkrieg ab. Die Corona-Pandemie wird in vielerlei Hinsicht eine Zäsur sein.

Auch für die Philosophie gibt es vieles neu zu bedenken – nicht nur für die politische Philosophie und die Ethik, sondern auch für die theoretische Philosophie, von der Erkenntnistheorie bis hin zur Existenzphilosophie. Unter dem Brennglas der Coronakrise stellen sich bekannte Fragen schärfer und dringlicher als zuvor, beispielsweise zu:

- Güterabwägungen zwischen Gesundheit, Freiheit, Wohlstand
- Rechtfertigung staatlicher Eingriffe in Grundrechte
- Medizinethik, z. B. Ressourcenverteilung und Triage
- Solidarität gegenüber Risikogruppen
- Verletzlichkeit als Conditio humana
- Leistungsfähigkeit von Staatsformen in Zeiten der Krise
- Rolle wissenschaftlicher Expertise in Politik und Gesellschaft
- Entscheidung unter Unsicherheit
- Prognose, Modell und Wirklichkeit
- Fake News und Verschwörungstheorien
- Soziale Erkenntnistheorie und Wissenschaftskommunikation
- Krise als Chance zum Umdenken bei Arbeit, Mobilität, Globalisierung
- Ökonomie und Verteilungsfragen
- . . .

Die GAP ruft akademische Philosophinnen und Philosophen aller Qualifikationsstufen (vom Studenten bis zur Professorin) dazu auf, Essays zu einer selbstgewählten philosophischen Frage aus dem genannten Themenkreis einzureichen.

Die Essays sollen argumentativ, klar und für eine größere Öffentlichkeit verständlich geschrieben sein. Sie sollen nicht mehr als **3.500 Wörter** umfassen und möglichst wenige Fußnoten enthalten.

Eine unabhängige Jury vergibt folgende Preise:

> **1. Preis 5.000 €**
> **2. Preis 3.000 €**
> **3. Preis 1.500 €**

Die Jury wird ferner eine größere Zahl von Essays auswählen, die in Zusammenarbeit mit dem Reclam Verlag als Sammelband erscheinen sollen.

Um teilzunehmen, senden Sie bitte bis zum **31. August 2020** zwei PDF-Dateien in einer Nachricht an essaypreis-corona@gap-im-netz.de: (1) den Essay in anonymisierter Form und (2) ein Deckblatt mit Ihren Kontaktdaten.

Weitere Auskünfte erteilt Dr. Romy Jaster (geschaeftsfuehrung@gap-im-netz.de).

Christian Budnik

Vertrauen als politische Kategorie in Zeiten von Corona

Vertrauen ist ein Phänomen, das uns vor allem in Nahbeziehungen wie Freundschaften, Liebes- oder Familienbeziehungen begegnet, es spielt aber auch in sozialen und politischen Zusammenhängen eine wichtige Rolle. Vertrauen kommt immer dann zum Tragen, wenn Personen sich in einer Situation der Unsicherheit befinden. Bei Gewissheit ist es fehl am Platz. So wäre es etwa verfehlt, davon zu reden, dass man darauf vertraut, nicht bestohlen zu werden, nur weil der potenzielle Dieb im Koma liegt. Sich bezüglich des Verhaltens von Personen nicht vollkommen sicher zu sein, ist demnach eine Voraussetzung dafür, dass man ihnen vertraut. Vertrauen wiederum schafft eine spezielle Art von Sicherheit und ermöglicht uns auf diese Weise, in im weitesten Sinne kooperative Verhältnisse zu treten, bei denen es keine Garantien gibt und manchmal auch nicht geben kann.

Vertrauen durchdringt unseren Alltag auf zahlreichen Ebenen und lässt viele unserer Handlungen vernünftig erscheinen, für die wir ansonsten keine oder zumindest keine hinreichenden Gründe angeben könnten. Warum entspannen wir uns etwa auf einem Sitzplatz in der Straßenbahn? Es könnten ja Mörder auf den Bänken hinter uns lauern. Sind wir uns wirklich sicher, dass im Freibad, im Supermarkt, im Flugzeug, im Park, beim Friseur keine Gefahren lauern? Wir haben dies in der Regel nicht genau überprüft, haben keine Charaktertests durchgeführt, keine eigenen Überwachungskameras installiert. Und dennoch benutzen wir weiterhin öffentliche Verkehrsmittel, gehen im Park spazieren und lassen uns im Friseursalon mit scharfen Gegenständen am Kopf herumhantieren. Ist das nicht eine an Irrsinn grenzende Waghalsigkeit, da es immerhin um die wichtigsten Güter wie unser Leben und unsere Gesundheit geht? So kann nur denken, wem Vertrauen fremd ist. Vertrauensvoll zu handeln bedeutet gerade, dass wir uns – zumindest dann, wenn unser Vertrauen seinerseits nicht unvernünftig ist – auf angemessene Weise darauf verlassen, dass Personen sich auf eine bestimmte Weise verhalten werden, obwohl wir uns dabei keinesfalls sicher sein können.

Die Corona-Krise ist primär eine medizinische Krise, aber sie ermöglicht gleichzeitig die Einnahme einer Perspektive, von der aus die hier skizzierte Vertrauensdynamik auf besonders deutliche Weise in den Blick rückt. Viele der Herausforderungen, mit denen unsere Gesellschaften seit dem Ausbruch der Pandemie konfrontiert sind, lassen sich als Vertrauensprobleme verstehen. Die politischen Gefahren, die mit der Pandemie verbunden sind, machen deutlich, auf welche Weise das Funktionieren demokratischer Systeme von Vertrauen abhängt. Die Lösungen schließlich, die im Umgang mit der Corona-Krise gefunden werden müssen, werden auch mit dem Problem fertigwerden müssen, wie unsere Gesellschaften nach den seismischen Erschütterungen, die uns zu Beginn der Pandemie erfasst haben, wieder zu einem vertrauensvollen Miteinander finden sollen. Umso wichtiger erscheint vor diesem Hintergrund die philosophische Reflexion auf den Begriff des Vertrauens. Im Folgenden werde ich zunächst drei Merkmale der Krise rekonstruieren, die verstehen helfen sollen, inwiefern in ihr auch Vertrauen auf dem Spiel steht. In einem zweiten Schritt werde ich aufzeigen, um welches Vertrauen es im Rahmen der Corona-Krise genauer geht und warum in Zeiten von Corona Misstrauen so weit verbreitet ist. In einem abschließenden dritten Teil werde ich andeuten, wie uns ein angemessenes Nachdenken über Vertrauen aus der Krise helfen könnte. Dabei werde ich die möglicherweise überraschende These vertreten, dass wir mit Vertrauen als politischer Kategorie gerade in der momentanen Situation ganz besonders behutsam umgehen sollten.

Drei Merkmale der Corona-Krise

Worauf würden wir in Zeiten einer Pandemie gerne vertrauen können? Wer sind die in diesem Zusammenhang relevanten Akteure? Und unter welchen Bedingungen ist unser Vertrauen in sie angemessen? Für ein Verständnis der Frage, welche Form von Vertrauen in der Corona-Krise auf dem Spiel steht, ist es hilfreich, sich zunächst drei Merkmale der Situation vor Augen zu führen, in der wir uns seit Beginn von 2020 befinden. Diese drei Merkmale sind weder für sich genommen noch in ihrer Gesamtheit einzigartig. Außerdem lassen sich strukturähnliche Situationen denken, die zu ähnlichen Herausforderungen für das Vertrauen in einer Gesellschaft führen würden oder in der Vergangenheit geführt haben. Meiner Meinung nach ist aber die Art und Weise, wie sie sich in der gegenwärtigen Krise realisiert haben, außergewöhnlich genug, um von der Corona-Krise als einer in den letzten Jahrzehnten singulären Herausforderung an Vertrauen reden zu können.

Bei der Corona-Krise handelt es sich *erstens* um eine umfassende Krise, von der das Leben und die Gesundheit aller Bürgerinnen und Bürger direkt betroffen sind. Zwar gibt es Fluktuationen in der Schwere der Covid-19-Erkrankung in unterschiedlichen Personengruppen, aber niemand ist vor der Krankheit oder einem schlimmen Krankheitsverlauf gefeit und kann sich entsprechend in Sicherheit wiegen. Nach momentanem Stand der Dinge gilt das sogar für Personen, die die Krankheit bereits durchgestanden haben. Die Tatsache, dass wir es hier nicht mit einem lokalen Problem und außerdem mit einer Krise zu tun haben, die mit gravierenden Gefahren verbunden ist, lässt es beinahe fraglos erscheinen, dass die Eindämmung und Bewältigung der Krise zu den Aufgaben von politischen Akteuren, d. h. im Wesentlichen Mitgliedern von Staatsregierungen, gehört. Was auch immer als die Aufgabe eines Staates verstanden wird, so gehört doch der Schutz des Lebens und der Gesundheit seiner Bürger in jedem Fall dazu. Selbst extrem staatsskeptisch oder freiheitsfreundlich eingestellte Personen werden sich darauf festlegen lassen, dass es im Fall von Katastrophen wie einem Erdbeben, einer Überflutung oder eben einer Pandemie zur Aufgabe eines Staates gehört, die Gefahr für Leib und Leben, die für seine Staatsbürgerinnen besteht, zu beseitigen oder zumindest abzumildern. Das erste Merkmal der Corona-Krise verweist auf diese Weise auf eine Gruppe der zentralen Akteure, nämlich politische Entscheidungsträger, sowie die Aufgabe, die ihnen im Zuge der Krise zukommt, nämlich den Schutz des Lebens und der Gesundheit der Bürger.

Das Besondere an der Corona-Krise, das sie etwa von einer Erdbeben- oder Flutkatastrophe unterscheidet, besteht aber darin, dass politische Entscheidungsträgerinnen diese Aufgabe nicht alleine bewältigen können, sondern *zweitens* in einem höheren Ausmaß als bei anderen nationalen Notständen auf die Kooperation aller Staatsbürger angewiesen sind. Auch bei einer Flutkatastrophe werden betroffene Bürger zwar beim Bau von Sandsackdämmen mit anpacken müssen, aber es wird sich dabei nur um einen kleinen Teil der Gesamtbevölkerung handeln. Zudem ist vorstellbar, eine solche Aufgabe ganz ohne den Einsatz der Zivilbevölkerung zu bewältigen, etwa im Rahmen humanitärer Noteinsätze der Polizei oder des Militärs. Dass die Situation im Fall von Corona anders ist, liegt in der Hauptsache daran, dass es sich bei dem Auslöser der Krise um eine *übertragbare* Erkrankung handelt. Will man der Aufgabe gerecht werden, das Leben und die Gesundheit der Bürger zu schützen, wird man deshalb die Übertragung des Virus verhindern müssen.

Ob das Virus übertragen wird oder nicht, ist allerdings von dem Verhalten der Personen, die das Virus haben oder bekommen könnten, abhängig. Das ist selbst in der scheinbar am wenigsten problematischen Situation der Fall, in der ein wirksamer und ungefährlicher Impfstoff gegen ein Virus vorliegt, weil Bürger sich immer noch impfen lassen müssen, damit die Krise bewältigt wird. In der Situation, mit der wir es bis zur Verfügbarkeit eines Impfstoffs zu tun haben, sind die Erwartungen an das Verhalten der Bürgerinnen komplexer: Es geht darum, Unannehmlichkeiten im Alltag in Kauf zu nehmen, Verhaltensweisen, die zum Teil im Laufe eines ganzen Lebens zu Routinen geworden sind, von einem Tag auf den anderen zu ändern, oder sogar massive Freiheitseinschränkungen zu akzeptieren. Das zweite Merkmal der Krise verweist neben den politischen Entscheidungsträgern also auf eine zweite Gruppe von Akteuren, von denen erwartet wird, dass sie sich auf eine bestimmte Weise verhalten, um die Krise bewältigen zu helfen, – und das ist die Gruppe aller Mitbürger.

Die beiden Fragen, welche Erwartungen wir an das Verhalten unserer Mitbürger stellen und wie ein angemessener Umgang der politischen Entscheidungsträgerinnen mit der Krise aussehen sollte, deuten auf eine weitere Dimension der Corona-Krise hin, die für die hier behandelte Problematik rund um Vertrauen wichtig ist. Ob es nämlich sinnvoll ist, in der Öffentlichkeit eine Gesichtsmaske zu tragen oder Schulen und Kindergärten für eine unbestimmte Zeit zu schließen, hängt klarerweise nicht davon ab, wie plausibel sich solche Maßnahmen anfühlen, sondern es handelt sich *drittens* um eine Frage, die sich auf die Ergebnisse der medizinisch-epidemiologischen Forschung zum Corona-Virus und der Covid-Erkrankung zu stützen hat. Wenn wir von politischen Entscheidungsträgern angemessene Reaktionen zum Schutz unseres Lebens und unserer Gesundheit erwarten, dann erwarten wir, dass es Reaktionen sind, die sich auf die Meinung von Expertinnen stützen, die im Rahmen ihrer Forschung zu evidenzbasierten Einsichten über die Verbreitung des Virus oder den Verlauf der Erkrankung gekommen sind. Analog dazu sollte auch das, was wir von unseren Mitbürgerinnen erwarten, auf die eine oder andere Weise den medizinisch-epidemiologischen Stand der Dinge reflektieren und nicht lediglich auf dem individuellen Bauchgefühl einzelner Bürger beruhen.

Evidenzbasierte Forschungsergebnisse dieser oder jener Art werden zwar in jedem Typ von Notfallsituation wichtig sein (auch für den Bau von Sandsackdämmen ist Expertise erforderlich), doch im Fall von Corona ist die Abhängigkeit von Expertenurteilen besonders ausgeprägt: Nur bei den wenigsten Dingen, die z. B. die Übertragung von SARS-CoV-2 betreffen, können wir uns auf unseren gesunden Menschenverstand oder eine auf emotionalen Reaktionen basierende Heuristik verlassen. Der Großteil des relevanten Wissens ist hochkomplex, teils Gegenstand laufender Forschungen und greift auf Erkenntnisse aus einer Vielzahl unterschiedlicher Disziplinen zurück. Das dritte Merkmal verweist demnach auf die Tatsache, dass die Hauptakteure der Corona-Krise – politische Entscheidungsträger und alle Staatsbürger – ihre Entscheidungen bezüglich der Pandemie-Situation auf der Grundlage der Ergebnisse der Arbeit einer dritten Akteursgruppe fällen sollten – der Gruppe der Expertinnen in den einschlägigen empirischen Wissenschaften wie der Medizin und der Epidemiologie.

Vertrauen und Misstrauen in Zeiten von Corona

Politische Entscheidungsträger sollten also Maßnahmen ergreifen, die das Leben und die Gesundheit der Bürger schützen; die Bürger sollten sich dabei kooperativ verhalten, um die Verbreitung des Virus eindämmen zu helfen; und beide Akteursgruppen sollten dabei die

Forschungsergebnisse der relevanten Wissenschaften beachten. Dass sie das ›sollten‹, ist allerdings keine Garantie dafür, dass sie das auch tatsächlich tun werden. Genau an dieser Stelle kommt Vertrauen ins Spiel. Wir wissen nicht mit Sicherheit, welche Entscheidungen unsere Regierungen fällen werden, und wir wissen noch weniger, wie unsere Mitbürger auf bestimmte Situationen reagieren werden. Und weil wir dies nicht wissen, müssen wir darauf vertrauen, dass sie sich auf angemessene Weise verhalten werden.

An dieser Stelle haben wir es zunächst mit einer allgemeinen Vertrauensproblematik zu tun, die in der Corona-Krise lediglich auf eine besondere Weise in den Fokus rückt. Wir befinden uns nämlich so gut wie immer in einer Situation der Unsicherheit bezüglich der Handlungen von politischen Entscheidungsträgern und von Mitbürgern, einer Unsicherheit, der durch Vertrauen begegnet werden muss, weil, wie oft behauptet wird, anders das Funktionieren einer Demokratie nicht garantiert werden kann. So lässt sich argumentieren, dass die Entscheidungen demokratisch gewählter Regierungen in dem Maße an Legitimität verlieren, in dem Bürgerinnen nicht mehr darauf vertrauen können, dass sie auf kompetente Weise und aus der richtigen Motivation heraus gefällt wurden. Umgekehrt scheint für eine ganze Reihe von Regulierungen und Gesetzen in demokratischen Staaten zu gelten, dass sie nur dann eine Chance haben, befolgt zu werden, wenn man als Bürger darauf vertrauen kann, dass eine hinreichende Anzahl von Mitbürgern sie ebenfalls befolgt.

Diese Struktur lässt sich sehr einfach in der Corona-Krise wiederfinden: Sollte etwa eine Regierung empfehlen, in öffentlichen Verkehrsmitteln eine Gesichtsmaske zu tragen, um die Verbreitung des Virus einzudämmen, ist es nur dann rational, diese Empfehlung zu befolgen, wenn ich davon ausgehen oder eben darauf vertrauen kann, dass ein hinreichender Prozentsatz meiner Mitreisenden dies auch tut. Ansonsten hätte die Mühe, die mit dem Tragen einer Gesichtsmaske nun einmal verbunden ist, nicht sehr viel Sinn. Das ›horizontale‹ Vertrauen in meine Mitbürgerinnen stellt also eine Voraussetzung dafür dar, dass bestimmte kooperative Unternehmungen zur Eindämmung des Virus überhaupt eine Aussicht auf Erfolg haben. Ebenso problematisch ist die Situation aber, wenn es an ›vertikalem‹ Vertrauen der Bürger in ihre politischen Repräsentantinnen fehlt: In dem Maße, in dem ich etwa davon ausgehen muss, dass meine Regierung eigentlich keine Ahnung von den für die Corona-Krise relevanten Sachverhalten hat oder aber Ziele verfolgt, die nur dem Anschein nach mit der Beförderung des Gemeinwohls zu tun haben, werde ich selbst keinen Anlass haben, die Maßnahmen, die die Regierung vorschreibt oder empfiehlt, zu befolgen oder überhaupt zu beachten. Es ist klar, dass auf diese Weise keine epidemiologische Krise und erst recht keine vom Ausmaß der Krise, mit der wir es zu tun haben, gelöst werden kann.

Von der Warte der Philosophie ist es selbstverständlich nicht ganz einfach, an dieser Stelle eine Lageeinschätzung vorzunehmen und zu bewerten, wie es um die beiden zuletzt angesprochenen Formen des Vertrauens steht. Höchstwahrscheinlich wäre es allerdings verfehlt, im Zuge der Corona-Krise von einer *generellen* Vertrauenskrise zu sprechen. In vielen Staaten scheint der Ernst der Lage zu einer disziplinierten und (zähneknirschend) solidarischen Haltung bei einem Großteil der Bevölkerung geführt zu haben, und bis auf die bekannten und die Schlagzeilen dominierenden Ausnahmen scheinen die weltweiten politischen Reaktionen auf die Pandemie trotz aller Unterschiede in der Ausgestaltung der Krisenmaßnahmen die Situation auf angemessene Weise ernst zu nehmen. Philosophisch bemerkenswert sind allerdings diejenigen Zusammenhänge, in denen die Formen des Vertrauens, um die es mir geht, brüchig werden, zumal die Situation, die ich möglicherweise allzu optimistisch zeichne, sich mit dem Andauern der Krise verschlechtern könnte.

Während ich diese Zeilen schreibe, gehen Tausende Menschen in verschiedenen Ländern der Welt auf die Straße, um gegen die von ihren Regierungen verhängten Maßnahmen zu protestieren und ihre ›Freiheit‹ zurückzufordern. Sie machen auf diese Weise deutlich, dass sie politischen Entscheidungsträgern nicht nur nicht vertrauen, sondern ihnen regelrecht misstrauen und sich entsprechend nicht an den kooperativen Anstrengungen zur Bewältigung der Krise beteiligen wollen. Eine banale Erklärung dieses Phänomens könnte lauten, dass die Demonstranten eben gegen *anstrengende* Maßnahmen demonstrieren, die oft drastische Einschnitte in ihrem Leben zur Folge haben. Ließe sich Corona durch Klicks in den sozialen Medien bekämpfen, würden Demonstrationen wohl ganz ausbleiben. Andererseits überrascht aber die Vehemenz des Protestes, vor allem wenn er über die bloße Bekundung, ›man wolle nicht mehr mitmachen‹, hinausgeht und sich an einer Rechtfertigung versucht. Und dieser überraschende Aspekt hat etwas mit dem dritten Merkmal der Corona-Krise zu tun.

Wenn die Demonstrantinnen nämlich ihr Misstrauen zu begründen versuchen, machen sie nicht selten darauf aufmerksam, dass SARS-CoV-2 nicht so gefährlich sei, wie die meisten Menschen denken, dass Covid-19 nicht schlimmer als eine normale Grippe sei, dass das Tragen von Gesichtsmasken keinen Sinn habe, oder, im Extremfall, dass die Corona-Krise lediglich einen konzertierten Täuschungsversuch einer finsteren Verschwörergruppe darstelle. Auch wenn man nicht alle Formen dieser Corona-Skepsis gleichermaßen ernst zu nehmen hat, so fällt doch ein Merkmal auf, das sie alle gemeinsam haben, selbst die am wenigsten abstrusen. Es besteht darin, in der einen oder anderen Form den medizinisch-epidemiologischen Stand der Dinge und das dahinterstehende Paradigma der evidenzbasierten Wissenschaft anzuzweifeln. Das Misstrauen gegenüber den von der Regierung verhängten Maßnahmen wird dann im besten Fall darauf zurückgeführt, dass sich die Entscheidungsträger von falschen Annahmen leiten lassen, und im schlimmsten Fall darauf, dass sie im Bunde mit der Wissenschaft die Bevölkerung zu täuschen versuchen, um ihre eigenen suspekten Ziele zu verfolgen. Überraschend ist das alles, wenn man bedenkt, wie viel solche ›Skeptiker‹ in Frage stellen müssen, um ihre Skepsis aufrechtzuerhalten, und wie selbstverständlich sie sich in anderen Zusammenhängen auf die Ergebnisse wissenschaftlicher Forschung verlassen, etwa wenn sie die Wettervorhersage abrufen, ein Kopfschmerzmittel einnehmen oder das Navigationssystem benutzen, um zur nächsten Demonstration zu kommen. Überraschend ist es nicht zuletzt auch deshalb, weil sie mit ihrem Handeln nicht nur ihre Mitbürgerinnen, sondern oft auch sich selbst und ihre Angehörigen zum Teil massiven Gefahren aussetzen.

Fragt man nach einer Erklärung für solche Exzesse des Misstrauens, so ist die Philosophie wiederum in einer schlechten Position, weil es hier um komplexe soziale und psychologische Kausalverhältnisse und Dynamiken geht, die von anderen Disziplinen erforscht werden. Mit Spekulationen sollte man deshalb vorsichtig sein, auch wenn sich nicht von der Hand weisen lässt, dass z. B. die Art und Weise, wie der Transfer von Wissen und Information sich im Zuge der Digitalisierungsprozesse der letzten Jahre verändert hat, eine wichtige Rolle bei der subjektiven Entwertung von Expertise und dem Vertrauensverlust in wissenschaftliche Experten gespielt hat und immer noch spielt. Gleichzeitig treten in der Corona-Krise auch Haltungen zutage, die sich bereits lange zuvor – etwa im Zuge der sogenannten Flüchtlingskrise – manifestiert haben. Eine unterreflektierte Staatsskepsis verbunden mit dem bizarren Anspruch, die Besorgnis ›des Volkes‹ auszudrücken, sind keine Phänomene, die erst 2020 in die Welt gekommen sind. Entsprechend liegt die Vermutung nahe, dass sowohl die Erklärung als auch die Lösung der hier angesprochenen Probleme komplex sein werden und dass in dieser Hinsicht nicht zu viel von einem noch so subtilen philosophischen Argument zu erwarten ist.

Die Alternative der Verlässlichkeit

Auch wenn die Philosophie keinen direkten Beitrag zur Lösung der Probleme, die sich mit der Corona-Krise verbinden, leisten kann, denke ich, dass sich die philosophische Reflexion auf Vertrauen und Misstrauen in Zeiten von Corona für eine indirektere und längerfristige Strategie fruchtbar machen lässt, die das Potenzial hat, unser demokratisches Miteinander auch über die Zeit der Pandemie hinaus stabiler zu machen. Der Vorschlag, den ich an dieser Stelle abschließend skizzieren möchte, ist ein Aufruf zu begrifflicher Behutsamkeit, die im besten Fall zu einem etwas nüchterneren Umgang mit Vertrauen in sozialpolitischen Kontexten führen sollte.

Vertrauen wird typischerweise als eine emotional aufgeladene Einstellung verstanden, die wir Personen gegenüber einnehmen, mit denen wir eine Geschichte direkter Interaktionen teilen. Die angestammte Sphäre von Vertrauen stellen über die Zeit bestehende persönliche Beziehungen wie Freundschaften oder Liebesbeziehungen dar, möglicherweise auch weniger intime Beziehungen mit persönlichem Charakter wie etwa unser Verhältnis zur langjährigen Hausärztin oder dem Bäcker um die Ecke. In solchen Zusammenhängen können wir in gewisser Hinsicht nichts dafür, dass wir unseren Beziehungspartnern vertrauen – wir tun es einfach, genauso wie wir anderen Personen einfach nicht vertrauen, obwohl sie einen vertrauenswürdigen Eindruck machen und es möglicherweise auch sind. Vertrauen stellt sich in solchen Kontexten einfach ein oder eben nicht. Wird unser Vertrauen enttäuscht, etwa dann, wenn ein Freund ein ihm anvertrautes Geheimnis ausplaudert, ist es zudem angebracht, starke emotionale Reaktionen an den Tag zu legen: Wir grollen dann, fühlen uns betrogen und hintergangen. Es ist sehr schwer, in solchen Situationen Vertrauen wiederherzustellen, und nicht selten führen Vertrauensbrüche dieser Art zum Ende der jeweiligen Beziehung.

Davon ist ein Begriff zu unterscheiden, für den man zwar im Alltag oft das Vokabular des Vertrauens verwendet, der in der philosophischen Diskussion aber in den meisten Fällen mithilfe des Verbs ›sich verlassen‹ bezeichnet wird. Wenn wir uns auf jemanden lediglich verlassen, dann gehen wir davon aus, dass diese Person in Zukunft etwas tun wird, das wir schon heute in unsere Pläne einbauen können: So kann ich mich darauf verlassen, dass die anderen Verkehrsteilnehmerinnen keine waghalsigen Fahrmanöver ausführen werden, weil ich unterstellen kann, dass sie ebenso wie ich ein Interesse daran haben, mit heiler Haut an ihr Ziel zu kommen; oder ich kann mich darauf verlassen, dass einer der Hausbewohner die geleerten Mülltonnen wieder an ihren Ort rollen wird, weil ich beobachten konnte, dass er dies in den letzten Jahren Woche für Woche getan hat. Von Vertrauen in dem obigen Sinn kann hier keine Rede sein: Ob ich mich auch in Zukunft darauf verlassen werde, dass jemand die Mülltonnen zurückstellen wird oder ob ich die Dinge doch lieber selbst in die Hand nehme, ist eine Frage meiner Entscheidung. Auch kann ich in der Regel Gründe für meine Vorhersage benennen und diese Gründe immer wieder einer kritischen Überprüfung unterziehen. Schließlich werde ich mich in dem Fall, in dem meine Vorhersage doch nicht eintritt, nicht verletzt oder hintergangen fühlen wie im Fall von Vertrauensbrüchen: Es wäre absurd, wenn ich mich von dem Menschen, der sich ansonsten um die Mülltonnen gekümmert hat, hintergangen fühlen würde, sollte er eines Tages keine Lust mehr darauf haben, die Tonnen zurückzustellen.

Die Pathologien des Misstrauens in Zeiten von Corona lassen die Vermutung aufkommen, dass einige von uns in unserem Verhältnis zu politischen Repräsentanten, unseren Mitbürgerinnen, aber auch zu den Experten aus der Wissenschaft zu sehr dem emotional und normativ aufgeladenen Paradigma des Vertrauens verhaftet sind. Wer in einer Ehe hintergangen wurde, muss sich für die Unfähigkeit zu vertrauen nicht rechtfertigen. Einige der demonstrierenden Corona-Skeptiker benehmen sich wie solche verletzten Eheleute, die den Dialog mit dem Ehepartner abbrechen, weil sie keine gemeinsame Sprache mehr finden können. Politikern könne man nicht vertrauen, heißt es dann, und sachliche Kritik habe keinen Sinn, weil ›die da oben‹ ohnehin tun werden, was sie wollen. Das exaltierte Misstrauen von Corona-Skeptikern mutiert dann schnell zu blindem Vertrauen in die Behauptungen von Quacksalbern, Ex-Prominenten und Rechtspopulisten, die im Grunde kein Interesse daran haben, sich mit dem Rest der Gesellschaft auf konstruktive Weise zu verständigen. Genau das sollte in einer demokratischen Gemeinschaft aber nie passieren, weil Demokratie auf Diskurs angewiesen ist, und dieser Diskurs bestimmte Mindeststandards für die Qualität von Argumenten und die Wahrheit empirischer Behauptungen voraussetzt.

Wer sich weigert, soziale und politische Phänomene durch die Linse des Vertrauens zu betrachten, ist zumindest teilweise vor den beschriebenen Gefahren gefeit. Sich stattdessen an der Kategorie der Verlässlichkeit zu orientieren, ist hierbei nicht lediglich ein begrifflicher Trick, sondern stellt eine echte Alternative zum Vertrauen dar. Wer sich auf etwas verlässt, macht eine Annahme über die Zukunft, die sich bewahrheitet oder eben nicht. Wenn sie sich nicht bewahrheitet, hat er keinen Grund, in einem moralisch relevanten Sinn enttäuscht oder empört zu sein – anders als derjenige, dessen Vertrauen missbraucht worden ist. Die immer wieder kritisch-prüfende, flexible und gewissermaßen nicht zu verletzende Haltung des Sich-Verlassens nehmen wir ohne Mühe in einer ganzen Reihe von Interaktionskontexten ein, und wir sollten sie meines Erachtens auch als die Standardeinstellung im politischen Kontext betrachten. Entsprechend sollte es uns in der Corona-Krise primär darum gehen, Verlässlichkeit herzustellen, anstatt die passive und emotional aufgeladene Haltung des Vertrauens anzustreben.

Die Struktur der demokratischen Entscheidungsfindung stellt dabei bereits Mechanismen bereit, die auf die Sicherung einer solchen Verlässlichkeit abzielen. So wird etwa das Handeln von politischen Entscheidungsträgern zu einem wesentlichen Teil dadurch verlässlich gemacht, dass sie in regelmäßigen Abständen abgewählt werden können. Ein anderer gut etablierter Mechanismus, der uns dabei hilft, uns auf unsere Politikerinnen, aber auch auf die Arbeit von Wissenschaftlern zu verlassen, besteht in der kritischen Aufmerksamkeit, die beiden Personengruppen von Seiten erfahrener und gut informierter Journalistinnen zukommt. Diese Kontrollfunktion der Medien ist zentral für unser demokratisches Miteinander, hat aber nicht viel mit Vertrauen zu tun, das sich im Gegensatz zum Sich-Verlassen nicht gut mit Überwachung und skeptischen Nachfragen verträgt.

Neben diesen zwei klassischen Weisen, Verlässlichkeit herzustellen, steht uns eine ganze Reihe anderer, zum Teil flexibel an die jeweilige Situation anzupassender Maßnahmen zur Verfügung. Sollte sich etwa herausstellen, dass Biotech-Unternehmen nicht sorgfältig genug bei der Prüfung potenzieller Impfstoffe vorgehen, können wir die Auflagen für eine Zulassung erhöhen. Sollte sich herausstellen, dass das Gegenteil der Fall ist und wir ihnen mehr Flexibilität lassen müssen, können bestehende Regulierungen wieder zurückgefahren werden. Über das Für und Wider solcher Maßnahmen sollte sachlich diskutiert werden. Die Entscheidungen, die letztlich gefällt werden, haben dabei selten einen definitiven Charakter und müssen sich immer neu an den faktischen Gegebenheiten orientieren. Das ist gerade das Schöne an der Orientierung an Verlässlichkeit: Wir sind nicht gezwungen, uns ein für alle Mal und pauschal darauf festzulegen, dass jemand Böses im Schilde führt, und können stattdessen versuchen, eine unsichere Situation aktiv mitzugestalten.

Es ist nicht zuletzt auch die Aufgabe jedes einzelnen Bürgers, im Rahmen seiner Möglichkeiten für Verlässlichkeit zu sorgen. In der Pandemie kann das geschehen, indem man sich etwa die Mühe macht, sich im Hinblick auf konkrete Fragestellungen, die mit Corona zu tun haben, möglichst gut zu informieren. In einem weiteren Schritt kann man die auf diese Weise erworbene Kompetenz auf der Ebene der Kommunalpolitik, in öffentlichen Debatten oder auch nur bei Diskussionen im Freundes- und Familienkreis zum Einsatz bringen, um auf konstruktive Weise darüber zu streiten, wie wir als demokratische Gemeinschaft mit der Krise umgehen sollten. Politikerinnen, die mit mündigen und informierten Bürgern rechnen müssen, werden typischerweise verlässlicher sein als Entscheidungsträger, die von ›Wutbürgern‹ umgeben sind. Tatsächlich wird die hier angedeutete Forderung vielerorts bereits erfüllt: Millionen von Bürgerinnen nehmen angesichts der Krise im Großen wie im Kleinen die Haltung informierter und kritischer Diskussionsteilnehmer ein, ohne sich von den emotionalisierten Appellen selbsternannter Querdenker beeindrucken zu lassen. Sie arbeiten auf diese Weise an der Verlässlichkeit der für die Bewältigung der Krise relevanten Akteure, und es ist auch ihnen zu verdanken, dass bislang die schlimmstmöglichen Corona-Szenarien nicht eingetreten sind.

Diejenigen Bürger, die ich im Blick habe, gehen nicht einfach davon aus, dass die Entscheidungen der Regierung oder die Ergebnisse der Wissenschaft über jeden Zweifel erhaben sind. Sie sind nicht naiv und sie können politischen Maßnahmen mit Gründen skeptisch gegenüberstehen. Sie sehen aber, dass es extrem unwahrscheinlich ist, dass politische Entscheidungsträgerinnen mit einer überwältigenden Mehrheit der Wissenschaftler und Medienvertreter im Bunde sind, um die Krise für eigene Zwecke zu nutzen. Es ist schwer plausibel zu machen, welches Interesse hinter einer solchen Verschwörung stehen sollte, ganz abgesehen von der logistischen Herausforderung, die damit verbunden wäre. Solche nüchternen Abwägungen sind charakteristisch für Personen, die sich in erster Linie auf andere verlassen möchten. Ob Vertrauenswürdigkeit als politische Kategorie ganz durch Verlässlichkeit ersetzt werden sollte, mag an dieser Stelle offenbleiben. Was die Corona-Krise betrifft, sind wir jedenfalls gut beraten, sie nicht voreilig als eine Geschichte des enttäuschten Vertrauens aufzufassen.

Luise K. Müller

Das Samariterprinzip
Warum der Staat in der Not zwingen darf

»*Nicht ohne uns!*« – Diesen Slogan skandieren Demonstranten der sogenannten Hygiene- und Querdenker-Demos im Namen eines liberalen Widerstandes gegen die Corona-bedingten Beschränkungen
des öffentlichen und wirtschaftlichen Lebens.[1] Mit dem Slogan ist
gemeint, dass die tiefgreifenden Entscheidungen, wann, wie, und in
welchem Maße das öffentliche Leben durch massive Grundrechts-
einschränkungen unterbrochen wird, nicht ohne die Bürgerinnen,
die von den Einschränkungen betroffen sein werden, gemacht werden dürfen. Die von den Demonstranten vorgebrachte Kritik, die im
Übrigen auch von vielen Intellektuellen geäußert wurde, zielt auf die
Befürchtung, der Staat würde in der Krise immer stärker autoritäre
Züge annehmen, bei denen der Schutz der Gesundheit alle anderen
Werte (allem voran die individuelle Autonomie) übertrumpft. Dagegen müsse die Freiheit der Bürgerinnen verteidigt werden, die sich
nicht durch das übermäßige Schüren der Ängste einschüchtern lassen dürfen.

Hinter diesem sich heroisch gebenden Gestus des liberalen Widerstandes gegen die so wahrgenommene ›Corona-Hysterie‹ steckt
allerdings wenig Substanz. In diesem Essay möchte ich zeigen, dass
die Corona-bedingten Einschränkungen nicht notwendigerweise als
illiberal zu bezeichnen sind. Im Gegenteil: Die Einschränkungen lassen sich sogar mit einer explizit liberalen Theorie der politischen Legitimität begründen. Liberale Theorien basieren auf der Idee, dass
unsere Freiheit dort endet, wo sie eine Gefährdung für andere darstellt. Oder anders ausgedrückt: Der einzige Zweck, für den politische Herrschaft auch gegen den Willen der Einzelnen ausgeübt werden darf, ist die Vermeidung von Schädigungen anderer. John Stuart
Mill, einer der einflussreichsten Denker des klassischen Liberalis-

---

1 Bei diesen Demonstrationen laufen mittlerweile zunehmend Verschwö-
   rungstheoretikerinnen, selbsternannte Reichsbürger und Rechtsextreme
   mit, bei denen es schwierig ist, den rationalen Kern ihrer Kritik freizulegen.

mus, formuliert so das liberale Grundprinzip (Mill 2010 [1859], S. 19). Zumindest diejenigen Demonstranten, die sich für demokratisch, liberal und antiautoritär halten, könnte dieses Argument interessieren.

Das Zustimmungsprinzip

Zurück also zu den Hygiene-Demos. Hinter dem Slogan »Nicht ohne uns!« scheint eine Sicht auf die Rechtfertigbarkeit staatlichen Handelns zu stehen, die politische Legitimität vom Kriterium der Zustimmung abhängig macht, etwa im folgenden Sinne: Regierungshandeln ist dann legitim, wenn die Bürgerinnen ihm zustimmen. Sie müssen aber in jedem Fall gefragt werden; und wenn bestimmte Maßnahmen ausdrücklich von der Mehrheit nicht gewünscht sind, dann sind sie dem Zustimmungsprinzips zufolge auch nicht legitim. Das Zustimmungsprinzip wird ideengeschichtlich auf John Locke zurückgeführt, einen der Urväter des Liberalismus. Lockes Legitimitätsverständnis wendet sich gegen die damals vorherrschende Idee, dass einige Menschen dazu geboren seien, zu herrschen, während die meisten anderen dazu geboren seien, zu dienen. Dieser Idee einer natürlichen oder naturgegebenen Herrschaft hielt Locke ein damals radikales Verständnis menschlicher Gleichheit entgegen: Niemand ist natürlicherweise ein Sklave, alle sind gleichermaßen frei. Politische Herrschaft ist in dem Sinne nur dann gerechtfertigt, wenn sie aus freien Stücken angenommen wird.

Das Zustimmungsprinzip bietet eine elegante Erklärung staatlicher Legitimität, denn es ist einfach und passt zu den Grundsätzen unseres liberal-demokratischen Rechtsstaats, der die Autonomie von Personen ernst zu nehmen verspricht. Trotzdem ist es letztlich unplausibel. Erstens besteht das Problem der rekursiven Schleife: Um Zustimmung einzuholen, müssen zunächst eine Frage formuliert und Optionen definiert werden. Das allein strukturiert schon den Raum des politisch Möglichen auf eine bestimmte Weise, und aus diesem Grund fordert auch die Art der Formulierung der Frage und der Optionen Zustimmung. Zumindest muss dem Prozess, in dem politische Fragevorschläge formuliert werden, zugestimmt werden.

Den Prozess kann man dabei unterschiedlich gestalten, wobei sich die Unterschiede wiederum auf die Struktur der politischen Entscheidungsfindung auswirken. Ein robuster Voluntarismus ist also in einer rekursiven Schleife gefangen, denn jeder politischen Entscheidung geht eine andere politische Entscheidung voraus. Natürlich ist es praktisch notwendig, dass man irgendwo einmal anfängt und pragmatisch etwas festsetzt. Doch lässt sich diese willkürliche Setzung nicht mit dem Zustimmungsprinzip begründen. Das Zustimmungsprinzip, wenn es denn funktionieren soll, zehrt also von praktischen Voraussetzungen, die es selbst nicht begründen kann.

Zweitens steht das Zustimmungsprinzip auch vor logistischen und epistemischen Herausforderungen: wenn der normative Kern des Zustimmungsprinzips bzw. der Voluntarismus ernst genommen werden soll, dann muss tatsächlich von jedem Bürger und jeder Bürgerin die Zustimmung eingeholt werden. Das war allein logistisch gesehen schon zu Lockes Zeiten kaum zu leisten. Diese Herausforderung dürfte heute, in Zeiten der ständigen digitalen Vernetzung, kleiner geworden sein. Doch auch heute stehen wir noch vor dem Problem, dass nicht klar ist, wie lange die normative Kraft der Zustimmung eigentlich anhält. Denn wenn es wirklich um die *voluntas* geht, also den Willen, dann muss die Zustimmung zu jedem Zeitpunkt auch wieder zurückgezogen werden können.

Drittens besteht eine Spannung zwischen der Idee, dass es auf die individuelle Zustimmung ankommt, und der Natur politischer Probleme. Würde man das Zustimmungsprinzip und den damit einhergehenden Respekt für die Autonomie von Menschen ernst nehmen, dann dürften die Regeln nur für diejenigen gelten, die ihnen auch zustimmen. Das wird aber spätestens in der Sphäre des Politischen zum Problem, denn die Lösung vieler öffentlicher Probleme und Krisen verlangen die Koordination von Handlungen. Wenn Lösungen effektiv bzw. effizient sein sollen, dann ist es oft erforderlich, dass viele oder sogar fast alle Akteure sich an feste Regeln halten. Bestimmte öffentliche Güter lassen sich nur durch eine regelbasierte Koordination von Handlungen bzw. Unterlassungen herstellen. Sicherheit im Straßenverkehr bietet hier ein offenkundiges Beispiel: Nur dann, wenn fast alle auf der rechten Fahrbahnseite fahren, bei roten Ampeln halten und nicht auf den Gehweg ausscheren, können wir uns einigermaßen sicher im Straßenverkehr bewegen.

Diese Koordinationsleistung ist in besonderem Maße in der Pandemie-Bekämpfung gefragt: Wenn sich sehr viele Menschen in geschlossenen Räumen Masken aufsetzen, sich bei Symptomen in Quarantäne begeben und ihre Mitmenschen nicht anhusten, dann können Infektionsketten durchbrochen und das öffentliche Gut der Nicht-Ansteckung garantiert werden. Doch sobald sich eine kritische Masse nicht mehr daran hält, sind zumindest die geteilten und öffentlichen Räume nicht mehr sicher. Es bliebe nur noch vollständige Abschottung und Isolation, um sich vor dem Ansteckungsrisiko zu schützen.

Das Fairnessprinzip

Die Lösung vieler öffentlicher Probleme erfordert die Koordination von Handlungen. Das führt uns zu einem anderen Prinzip politischer Legitimität, nämlich dem Prinzip der Fairness. Das Fairness- (oder Fair-Play-) Prinzip besagt, dass der Staat seinen Bürgerinnen wichtige Güter, wie etwa politische Stabilität, Sicherheit oder öffentliche Gesundheit garantiert. Wir profitieren von diesen Gütern. Aus diesem Grund darf der Staat uns dazu zwingen, zur Bereitstellung dieser Güter beizutragen. Tatsächlich wird jedoch nicht der Beitrag eines jeden gebraucht, um diese Güter bereitzustellen: Sollte ich also einmal meinen Beitrag nicht leisten, indem ich zum Beispiel gegen die Regeln verstoße, bricht nicht gleich das gesamte Gut weg. Angenommen, dass ein Mensch ohne Maske einkaufen geht oder ein Autofahrer gelegentlich bei Rot über eine Ampel fährt, ist dieser Regelbruch gesamtgesellschaftlich verkraftbar. Warum sollte der Staat dann also auf den Beitrag jeder einzelnen Bürgerin bestehen?

Eine zunächst plausible Antwort ist: Es wäre unfair, wenn sich einige nicht an die Regeln halten, auch wenn dies zunächst keine Konsequenzen für das gewünschte Gut hat. Aus diesem Grunde ziehen wir nun das Fairnessprinzip heran, das besagt, dass der Staat mich ausnahmslos zwingen darf, meinen Beitrag zu leisten – seine Regeln also lückenlos durchsetzen darf –, weil ich andernfalls gegenüber meinen Mitbürgerinnen einen Vorteil hätte: Ich bekäme das Gut kostenlos, ohne meinen Beitrag zu leisten. Angewandt auf die Corona-Pandemie besagt das Fairnessprinzip, dass wir es unseren Mitbürgerinnen aus Gründen der Fairness schulden, die Corona-bedingten Einschränkungen auf uns zu nehmen. Schließlich profitieren wir von den staatlich verordneten Einschränkungen: Das Risiko, sich mit Corona anzustecken, sinkt in dem Maße, in dem (möglicherweise unwissentlich) Infizierte die Maske aufsetzen müssen, wenig am öffentlichen Leben teilnehmen dürfen, und sich bei bestätigter Infektion zuhause isolieren müssen. Und weil wir alle von einem niedrigen Ansteckungsrisiko profitieren, müssen wir fairerweise alle zuhause bleiben. Zwar würde es keinen großen Unterschied machen, wenn ich mich doch nicht immer und an alle Einschränkungen halte: Als einzelne Person kann ich sicher einige andere Personen anstecken, doch das Ausmaß würde sich in Grenzen halten, wenn alle anderen zuhause bleiben, ihre Kontakte einschränken und Maske tragen. Doch es wäre unfair, wenn ich mir als Einzige das Recht herausnehmen würde, mich über die Einschränkungen hinwegzusetzen, denn ich würde vom Verzicht der anderen profitieren, ohne selbst etwas dazu beizutragen. Genau genommen schulde ich also allen anderen meinen fairen Beitrag dafür, dass das Ansteckungsrisiko minimiert wird.

Das Fairnessprinzip kann man als bevormundend und paternalistisch kritisieren. Zu Recht – denn die Idee, staatlichen Zwang damit zu begründen, dass den Gezwungenen in dem Falle, dass sie sich dem Zwang unterwerfen, ein wichtiges Gut bereitgestellt wird, passt nicht recht in eine liberale Demokratie.

Das überzeugendste Gegenargument stammt von Robert Nozick (1974, S. 93), das hier leicht abgewandelt wiedergegeben werden soll: Stellen Sie sich vor, während des Lockdowns organisieren Ihre Nachbarn reihum jeden Abend einen netten, öffentlichen Musikabend, den Sie und alle Nachbarn von der Terrasse aus genießen können. Anfangs sind Sie skeptisch, doch stellt sich heraus, dass das Programm ganz wunderbar ist. Sie freuen sich tagsüber schon richtig auf das allabendliche Musikprogramm und genießen dieses kulturelle Gut aus vollem Herzen. Das bedeutet allerdings nicht, dass Sie nach 35 Abenden die Pflicht haben, den 36. Abend im Lockdown für alle musikalisch zu gestalten. Vielleicht wäre es im Sinne nachbarschaftlicher Gegenseitigkeit nett, wenn Sie das tun würden, doch sollten Sie sich weigern, dann ist das eben so – die Nachbarn dürften sie keinesfalls zwingen, weiterzumachen.

Ähnlich scheint es bei dem Fairnessprinzip zu sein: Wir verstehen uns als autonome Personen, die in der Lage sind, selbst zu entscheiden, was sie bereit sind beizutragen – auch dann, wenn es um ein Gut geht, von dem wir profitieren. Natürlich würde dann, wenn wir explizit zustimmen würden, einen bestimmten Beitrag zu leisten, die Sache anders aussehen, denn dann hätten wir tatsächlich eine Verpflichtung übernommen, unseren versprochenen Beitrag auch zu leisten. Doch übertragen auf staatliches Regieren sind wir wieder beim Zustimmungsprinzip angelangt, dessen konzeptuelle Schwächen wir ja bereits kennen.

Das Samariterprinzip

Wir sollten uns alle allerdings auf das Folgende einigen können: Der Staat ist aufgrund seiner Fähigkeit, Zwangsgewalt auszuüben, ganz besonders dazu geeignet und auch fähig, das Gut eines verringerten Ansteckungsrisikos zu realisieren. Daran besteht kein Zweifel: Es ist ja gerade die eindrucksvolle Fähigkeit des Staates, einen kompletten Lockdown anzuordnen und auch durchzusetzen, die von den Demonstranten kritisiert wird. Staatliche Institutionen können koordinierte Anordnungen geben, beispielsweise für Ladenschließungen und Kontaktverbote, und sie können sie mithilfe der Polizei und der Justiz auch durchsetzen. Dieses Level an Koordinationsvermögen, gepaart mit der latenten Androhung von Zwangsgewalt, steht einfach keinem anderen Akteur zur Verfügung, weder Unternehmen noch Religions- oder anderen Gemeinschaften. Staaten sind aufgrund ihrer institutionellen Konstitution einfach gut darin (und in manchen Fällen: zu gut), bestimmte Dinge durchzusetzen.

Wir könnten uns auch drauf einigen, dass wir die Pflicht haben, andere vor großer Not zu retten. Wann und wie stringent diese Pflicht greift und mit welchen Kosten für die Retterin sie verbunden sein darf, ist natürlich kontextabhängig, und man kann vernünftigerweise verschiedener Meinung über diese Details sein. Doch im Großen und Ganzen würden wir jemanden für vollkommen unmoralisch halten, wenn er sich weigern sollte, ein Kind aus dem Teich vor dem Ertrinken zu retten, nur weil das Wasser seinen Anzug ruinieren würde.

Stellen wir uns folgende Situation vor: Sie sind Ingenieurin und arbeiten mit ihren Kolleginnen an einem einfach zusammenbaubaren, mobilen Beatmungsgerät für Krankenhäuser. In Ihrem Büro bricht plötzlich Ihr Kollege Meyer mit Atemnot zusammen: Er könnte nur dadurch gerettet werden, dass man ihn sofort an ein Beatmungsgerät anschließt. Wie es das Schicksal so will, gibt es zwar kein fertiges Beatmungsgerät, doch stehen alle Einzelteile zur Verfügung, die jedoch verstreut in den Büros Ihrer Kolleginnen lagern. Außer Ihnen und Herrn Meyer ist allerdings gerade niemand da, und so entscheiden Sie, in die Büros einzubrechen, die Teile zu entwenden, zusammenzubauen, und Herrn Meyer an das Gerät anzuschließen. Herr Meyer überlebt.

Auch wenn diese Geschichte medizinisch vielleicht nicht ganz plausibel ist, zeigt sie doch, dass die Rettung anderer in manchen Fällen wichtiger ist als beispielsweise Eigentumsrechte oder die Wahrung der Privatsphäre in Bürogebäuden. Unter normalen Umständen hätten Sie Ihren Kolleginnen nämlich nicht einfach ihre Prototypenteile entwenden und auch nicht gewaltsam in die Büros einbrechen dürfen. Doch unter den gegebenen Umständen, als es wahrscheinlich um Leben und Tod ging, ist ein solcher Eingriff in die Eigentumsrechte und Privatsphäre anderer gerechtfertigt und entschuldbar. Mehr noch: Er ist sogar moralisch geboten, denn Sie hätten sich ein ungleich größeres Übel zuschulden kommen lassen, wenn Sie die Rechte Ihrer Kolleginnen *nicht* verletzt hätten, und Herrn Meyer mit dem Verweis darauf hätten ersticken lassen, dass Sie ja nicht einfach die Sachen Ihrer Kolleginnen entwenden dürfen. Sicher schulden Sie den entsprechenden Kolleginnen eine Erklärung, warum die ihnen gehörenden Teile verschwunden sind und das Schloss aufgebrochen wurde. Es wäre auch nett von Ihnen, sich für die Unannehmlichkeiten zu entschuldigen und gegebenenfalls für eine Kompensation und Reparatur zu sorgen. Dennoch dürfte klar sein, dass Sie in einer ähnlichen Situation genau so wieder handeln würden.

Was hat das nun mit staatlicher Legitimität zu tun? Meine These lautet, dass Ihre Rolle im geschilderten Szenario der Rolle des Staates in der Corona-Krise ähnelt. Genau wie die Kolleginnen in dem Beispiel haben Bürgerinnen unter normalen Umständen das Recht, selbst über ihr Leben zu bestimmen: wo sie hingehen, mit wem und wie vielen anderen sie verkehren oder wann sie ihre Verwandten in Pflegeheimen besuchen. Sie sind der moralische Souverän über diese Aspekte ihres Lebens, in die ihnen niemand hereinreden darf. Allerdings darf diese moralische Souveränität manchmal durchbrochen werden: zum einen, wenn Ihre Handlungen relevante Auswirkungen auf andere haben – und zum anderen, wenn es um die Rettung anderer geht. Dieses Samariterprinzip gilt auch für den Staat, denn der darf die Handlungen vieler so koordinieren, dass eine große Not verhindert wird, ähnlich wie Sie Ihren Kollegen Meyer retten durften, indem Sie die Teile entwendet und zusammengebaut haben. Wenn es um die Rettung anderer aus großer Not geht, dann hat der Staat die moralische Erlaubnis, die Bürgerinnen dazu zu zwingen, zu ihrer Rettung beizutragen.

Prinzipiell, so sei hier angemerkt, hat dieses Recht nicht nur der Staat. Wenn es um die Rettung aus großer Not geht, dann kann grundsätzlich jeder dazu fähige Akteur die Koordinationsrolle übernehmen. Im Sinne der bisher vorgebrachten Argumentation spricht also nichts dagegen, dass der Weltschachverband oder Beyoncé diese Handlungskoordinationsleistung erbringt. Allerdings ist es eben so, dass der Staat besonders dazu befähigt ist, eine solche massive Rettungsmaßnahme zu koordinieren und auch dauerhaft durchzusetzen. Anderen Akteuren stehen keine vergleichbaren institutionellen Möglichkeiten offen, geschweige denn Erfahrungen mit pandemischen Krisen oder spezielle Vorräte für den Katastrophenfall. Unter der Voraussetzung, dass wir einen funktionierenden Staat haben, wäre dieser unsere beste Wahl.

Diese zwei Argumente liefern uns, so Christopher Wellman (1996), bereits all das, was wir für eine liberale Theorie politischer Legitimität brauchen. Der Unterschied zu den beiden vorher genannten Prinzipien besteht darin, dass das Samariterprinzip für die Erklärung legitimen staatlichen Zwanges weder die Idee der Zustimmung noch die Idee braucht, dass wir von staatlich bereitgestellten Gütern auch tatsächlich profitieren. Das Prinzip kommt ohne Paternalismus aus, denn hier geht es eben nicht darum, dass der Staat Zwang anwendet, um den eigenen Nutzen zu erhöhen. Es geht darum, *andere* vor großer Not zu retten. Und wenn das liberale Prinzip Recht hat in Bezug darauf, dass vorhersehbare Schädigungen anderer manchmal ausreichen, um meine Handlungsfreiheit einzuschränken, dann darf der Staat mich gerechtfertigterweise zu Handlungen oder Unterlassungen zwingen, die dazu beitragen, andere vor großer Not zu retten.

Das alles gilt freilich innerhalb gewisser Schranken: Die vom Staat erzwungenen Maßnahmen müssen zumutbar sein, und sie dürfen nicht selbst stark schädigend sein. Beim Einkauf oder auf einer Demonstration eine Maske zu tragen, stellt ein Paradebeispiel für zumutbare Einschränkungen dar. Meines Erachtens ist auch die digitale Erfassung von mehr Daten als üblich während der Corona-Pandemie in diesem Sinne vertretbar. Seine sterbenden Angehörigen nicht ein letztes Mal besuchen zu dürfen, ist ungleich strittiger, ähnlich wie eine sehr starke Einschränkung der Bewegungsfreiheit. Doch handelt es sich hier um Abwägungsfragen, deren Beantwortung von der politischen und sozialen Kultur und dem Maß an Vertrauen in die Regierung abhängen.

Der entscheidende Schritt besteht also darin, dass es nicht um meine eigenen Vorteile geht, wenn der Staat das Ansteckungsrisiko minimiert und das Gesundheitssystem nicht überfordert, sondern dass ich es meinen Mitbürgerinnen schulde, sie vor großer Not zu retten, indem ich das Ansteckungsrisiko verringere und so das Gesundheitssystem nicht überlastet wird. Und dieses moralische ›Schulden‹ darf dann unter Umständen vom Staat mit Zwang durchgesetzt werden, und zwar in Form von Maßnahmen, die das Ansteckungsrisiko minimieren und so eine Überlastung des Gesundheitssystems vermeiden oder zumindest herauszögern. Das Zwangselement unterscheidet das Samariterprinzip auch vom Solidaritätsprinzip, das eben dem Wesen nach freiwillig ist und nicht mit Zwang durchgesetzt werden kann.

Einwände

Abschließend möchte ich drei Einwände gegen das Samariterprinzip diskutieren. Erstens könnte man einwenden, dass das Samariterprinzip nicht ohne Weiteres auf eine Pandemie anwendbar ist, denn der Samariter rettet aus akuter Not, während es bei den staatlich beschlossenen Einschränkungen während der Pandemie um vorsorgliche Maßnahmen geht. Doch diese Unterscheidung zwischen Vorsorge und akuter Not ist beim Wirken des Corona-Virus nur vordergründig einleuchtend. Denn durch welche Handlungen unsererseits wir unsere Pflicht, andere vor großer Not zu retten, erfüllen können, ist abhängig vom Kontext: Der biblische barmherzige Samariter rettet den schwerverletzten Mann, weil er erst *nach* dem Raubüberfall an ihm vorbeikommt. Wäre er schon vor oder während des Raubüberfalls eingetroffen, dann hätte er die Pflicht gehabt, diesen zu verhindern, vorausgesetzt, die Kosten wären zumutbar gewesen.

Der zweite Einwand lautet: Wie genau soll denn ›große Not‹ definiert werden? Was unterscheidet eine große Not von einer weniger großen Not? Hängt das, was man als ›große Not‹ definiert, nicht auch von der Perspektive ab? Der Einwand stellt also die Möglichkeit der sauberen Anwendung des Prinzips in Frage: Das Problem bestehe darin, dass das Kriterium für die Anwendung von Zwang bzw. die entsprechende *Schwelle* für hinreichend große Not im besten Fall unpräzise und im schlechtesten Fall willkürlich gesetzt sein dürfte. Darüber hinaus besteht die Gefahr, dass diese Schwelle nicht durch objektive Kriterien, sondern durch andere Interessen des Staates motiviert ist. Hier kann man zunächst anmerken, dass viele Fragen im politischen Prozess mit unpräzisen Begriffen wie ›adäquat‹, oder ›ausreichend‹ ergänzt werden. Die Existenz von Unwägbarkeiten und Grenzfällen ist wohl unvermeidbar, und wir können sie in den konkreten Fällen nur mithilfe unserer praktischen Urteilskraft auflösen. Dabei werden wir komplexe Abwägungen treffen müssen, die auch zu vernünftigen Meinungsverschiedenheiten führen können, also zu solchen, die sich nicht damit erklären lassen, dass sie auf Irrtümern oder Manipulation beruhen. Die Existenz vernünftiger Meinungsverschiedenheiten ist eine unvermeidliche Eigenschaft der

Ausübung praktischer Intelligenz unter freien und demokratischen Institutionen.

Darüber hinaus lässt sich allerdings weiter fragen, ob die Corona-Pandemie denn überhaupt als solch ein Grenzfall zu verstehen ist oder ob hier nicht ebenfalls recht eindeutig von einer großen Notsituation die Rede sein kann. Unsere historische Erfahrung mit neuartigen Viren spricht eher für Letzteres: Die verheerenden Konsequenzen der von Conquistadores eingeschleppten Variola-Viren (Pocken) oder der Masern-Viren in Mittelamerika, die Millionen Opfer forderten, sind alarmierende Beispiele. Ein weiterer historischer Fall ist die Spanische Grippe, die gegen Ende des Ersten Weltkrieges zwischen 20 und 50 Millionen Menschenleben forderte.

Ob Corona ohne die ergriffenen Gegenmaßnahmen in vergleichbarer Weise verheerend gewesen wäre, können wir natürlich im Nachhinein nicht wissen. Trotzdem sind die Erfahrungen, die andere Staaten gerade im Zusammenhang mit Corona sammeln, abschreckend genug. Überfüllte Notaufnahmen aus Krankenhäusern in Norditalien und die Todeszahlen aus Brasilien, Großbritannien und den Vereinigten Staaten sollten uns überdenken lassen, ob es sich eher um eine übertriebene Hysterie handelt oder um eine ernsthafte Notsituation. Einerseits gibt es bei der Anwendung von Prinzipien auf die Praxis immer Unwägbarkeiten und Vagheit, der wir nur durch die Anwendung von praktischer Urteilskraft beikommen. Andererseits bietet gerade der hier diskutierte Fall der Corona-Pandemie ein doch einschlägiges Beispiel für eine akute Notsituation.

Der dritte Einwand, den ich abschließend diskutieren möchte, stellt nicht die *Möglichkeit* der Anwendung des Prinzips, sondern dessen Anwendungs*bereich* in Frage. Man könnte nämlich am Samariterprinzip kritisieren, dass es nur wenige Handlungen der Regierung erklären kann, und sich daher kaum als eine Theorie politischer Legitimität moderner (westlicher, wohlfahrtstaatlicher) Staaten eignet. Bei den meisten Regierungshandlungen geht es nicht um Leben-und-Tod-Situationen, sondern um Verwaltung und Umverteilung – also um Entscheidungen, die keinesfalls so dramatisch wie im Corona-Pandemie-Beispiel sind.

Das ist sicherlich richtig. Mir geht es hier jedoch ausschließlich um die politische Legitimität der Einschränkungen während der Corona-

Krise. Diese können tatsächlich vom Samariterprinzip erklärt werden. Im Zusammenhang mit politischen Entscheidungen, die über das Prinzip hinausgehen – etwa darüber, wie die Kosten der Krise umverteilt werden sollen – hilft es nicht weiter. Aus diesem Grund muss das Samariterprinzip durch ein demokratisches Legitimitätsprinzip ergänzt werden. Für Bürgerinnen muss die Möglichkeit bestehen, in normalen Zeiten diejenigen abzuwählen, die in der Krise regiert haben – möglicherweise auch aus dem Grund, weil ihnen die Krisenpolitik nicht gefallen hat, oder weil sie der Meinung sind, dass eine andere Partei es besser machen würde. Ein pluralistisches und verschiedene Prinzipien umfassendes Verständnis von Legitimation kann am besten erklären, unter welchen Umständen der Staat als Ganzes legitim ist. Während einige Bereiche und Handlungen sich durch das Samariterprinzip rechtfertigen lassen, reicht das Prinzip allein noch nicht für die Begründung einer generellen Theorie der politischen Legitimität aus, die auch staatliche Herrschaft in anderen Bereichen einschließen soll. Vielmehr scheinen die verschiedenen Kompetenzen des Staates jeweils durch verschiedene Prinzipien rechtfertigbar zu sein.

Fassen wir zusammen: Die Corona-bedingten Eingriffe in die Autonomie der Bürgerinnen sind dann gerechtfertigt, wenn sie uns helfen, unsere individuelle moralische Pflicht zu erfüllen, andere vor großer Not zu retten. Da das, was wir tun müssen, um diese individuelle Pflicht zu erfüllen, vom Tun anderer abhängt, brauchen wir einen Akteur, der unsere Handlungen so koordiniert, dass sie tatsächlich effektiv der Rettung aus Not dienen. Hier kommt der Staat ins Spiel, denn Staaten, sofern sie einigermaßen funktionieren, stehen die administrativen Ressourcen und das institutionelle Vermögen zur Verfügung, Regeln zur Handlungskoordination auch durchzusetzen. Insofern ist es gerechtfertigt, dass der Staat maßnahmenkritische Demonstrationen nur unter bestimmten Auflagen zulässt, etwa mit dem Gebot, dass alle Demonstranten eine Maske tragen, Abstand halten und eine bestimmte Personenanzahl nicht überschritten wird. Das ist weder willkürlich noch illiberal; vielmehr kommt damit der Staat seiner Aufgabe nach, in Notsituationen die Rolle des Samariters zu übernehmen und Menschenleben zu retten.

Literaturhinweise

Locke, John: Über die Regierung (The Second Treatise of Government). Stuttgart 1974.

Mill, John Stuart: Über die Freiheit [1859]. Stuttgart 2010.

Nozick, Robert: Anarchy, State, and Utopia. New York 1974.

Wellman, Christopher: Liberalism, Samaritanism, and Political Legitimacy. In: Philosophy & Public Affairs 52 (1996) S. 735–759.

Emanuel Viebahn

Lob der Vermutung

Krisen, so heißt es häufig, erfordern klare Ansagen. Damit kann gemeint sein, dass die Politik in Krisenzeiten klare Handlungsanweisungen geben muss. Es kann auch gemeint sein, dass von der Wissenschaft begründete Behauptungen über den Stand der Dinge gefragt sind, nicht aber vorsichtige Vermutungen oder Spekulationen. In diese Richtung äußern sich beispielsweise der Virologe Hendrik Streeck und der Politikredakteur Stephan Schulz mit Blick auf die Krisenkommunikation in der Corona-Pandemie:

> Das finde ich auch ein bisschen das Problem an unserer Diskussion bisher, dass wir sehr über Spekulationen und Modellrechnungen reden [...]. (ZDF-heute-Nachrichten 2020)

> In der Krise zeigte sich jedoch, dass eine differenzierte Wissenschaftskommunikation nur unter Laborbedingungen oder in Fachzeitschriften funktioniert, nicht aber in Talkshows. Sie verwirrte die Menschen und trieb sie an den Rand des Wahnsinns. (Schulz 2020)

Andere hingegen betonen, dass Expertinnen und Experten sich vorsichtig ausdrücken sollten, um den Unsicherheiten der Pandemie gerecht zu werden und diese zu kommunizieren. So lobt beispielsweise Mai Thi Nguyen-Kim in *maiLab* den Virologen Christian Drosten dafür, dass er meist Vermutungen oder Prognosen abgibt und diese auch als solche kennzeichnet. Die »klaren Ansagen« von Alexander Kekulé hingegen kritisiert Nguyen-Kim scharf (*maiLab* 2020).

Welche Art der Krisenkommunikation hat mehr für sich? Sollten Expertinnen und Experten sich in der Öffentlichkeit mit klaren Ansagen oder aber vorsichtig und vermutend äußern? In diesem Essay möchte ich mit den Mitteln der Sprachphilosophie zeigen, dass Vermutungen für die Krisenkommunikation richtig und wichtig sind. Ich bediene mich dazu der Sprechakttheorie, die sprachliche Äußerungen als Handlungen begreift und sich mit den Eigenschaften dieser Handlungen auseinandersetzt. Zunächst verorte ich den Sprechakt des Vermutens in der Landschaft der Sprechakte. Dann gehe ich auf zwei naheliegende Kritikpunkte gegenüber Vermutungen ein: Vermutungen seien erstens unklar und stünden zweitens der Übernahme von Verantwortung entgegen. Ich werde dagegen argumentieren, dass es keinen Zusammenhang zwischen dem Sprechakt des Vermutens und der Unklarheit einer Äußerung gibt. Und ich werde herausarbeiten, wie auch mit Vermutungen Verantwortung übernommen wird.

Sollte mein Vorhaben gelingen, kann die Sprachphilosophie einen Beitrag zum Umgang mit der Pandemie leisten. Sie kann helfen, die Handlung des Vermutens besser zu verstehen, diese besser einzusetzen und besser mit ihr umzugehen. Angesichts der zentralen Rolle, die Kommunikation in der Pandemie spielt, wäre dies kein kleiner Beitrag. Doch lassen sich auch in der umgekehrten Richtung Lehren ziehen. In der sprachphilosophischen Forschung stellt der Sprechakt des Vermutens eine Randerscheinung dar. Der Fokus liegt stattdessen auf dem Sprechakt des Behauptens. In der Pandemie zeigt sich, dass dies vorschnell ist: Vermutungen verdienen mehr Aufmerksamkeit in der Forschung zu Sprechakten.

Bevor ich beginne, möchte ich den Untersuchungsgegenstand etwas präzisieren. Eine Vermutung kann ein Sprechakt sein, ein schwächeres Gegenstück zur Behauptung. Eine Vermutung kann auch ein mentaler Zustand sein, ein schwächeres Gegenstück zur Überzeugung. Dieser Unterschied wird an Fällen deutlich, in denen eine Person etwas vermutet, diese Vermutung aber nicht äußert. Mir geht es um Vermutungen im ersten Sinne, also um Vermutungen als Sprechakte. Doch geht es mir nicht ausschließlich um Vermutungen, auch wenn ich mich der Einfachheit halber auf diesen Sprechakt konzentrieren werde. Neben Vermutungen stellen auch Schätzungen, Prognosen und Hypothesen schwächere Gegenstücke zu Behauptungen dar. Ein präziserer Titel wäre wohl »Lob schwacher repräsentierender Sprechakte« gewesen – aber Präzision ist eben nicht immer alles.

Der Sprechakt des Vermutens

Diejenigen Vermutungen, um die es hier geht, sind also Sprechakte. Was sind Sprechakte? Sprechakte sind sprachliche Handlungen – Handlungen, die wir vollziehen, indem wir Sprache verwenden. Der philosophische Fachbegriff des *Sprechaktes*, der auf John Langshaw Austin (1986) zurückgeht, ist dabei etwas irreführend: Sprechakte erfordern Sprache, aber kein Sprechen – auch mit Büchern, Briefen oder Zeitungsartikeln können Sprechakte ausgeführt werden. Eigentlich geht es in der Sprechakttheorie also um *sprachliche Akte*. Ich bleibe hier dennoch beim üblichen Begriff, der so schnell nicht verdrängt werden wird.

Was für Sprechakte sind Vermutungen? Was für eine sprachliche Handlung vollzieht etwa Drosten, wenn er im »Coronavirus-Update« den folgenden Satz über eine Studie zur Herdenimmunität äußert?

(1) Ich vermute schon, dass es hier in dieser Studie [...] ein Problem gibt.   (Hennig/Drosten 2020, S. 8)

Zunächst gehören Vermutungen zur Klasse der *repräsentierenden* Sprechakte: Vermutungen sollen darstellen (repräsentieren), wie etwas ist. Vermutungen zielen auf Wahrheit ab. Entsprechend kann sich Drostens Vermutung als wahr oder falsch herausstellen. Diese Eigenschaften haben Vermutungen mit den (ebenfalls repräsentierenden) Sprechakten des Behauptens oder Feststellens gemein, die ebenso auf Wahrheit abzielen. Und durch diese Eigenschaften unterscheiden sich Vermutungen beispielsweise von *direktiven* oder *kommissiven* Sprechakten: Mit einem direktiven Sprechakt (etwa mit einer Bitte oder einer Aufforderung) soll die angesprochene Person zu einer bestimmten Handlung gebracht werden. Und mit einem kommissiven Sprechakt (etwa mit einem Versprechen) verpflichtet sich die äußernde Person selbst zu einer zukünftigen Handlung. Bitten, Aufforderungen oder Versprechen sollen nicht darstellen, wie etwas ist; sie zielen nicht auf Wahrheit ab. So können beispielsweise Versprechen aufrichtig oder unaufrichtig sein, nicht aber wahr oder falsch.

Weniger klar ist, wie sich Vermutungen von anderen repräsentierenden Sprechakten, insbesondere von Behauptungen, unterscheiden. Oben habe ich gesagt, dass Vermutungen ein schwächeres Gegenstück zu Behauptungen sind. Dieser Punkt lässt sich auf zwei Weisen ausbuchstabieren: Als Beispiel einer Behauptung mag dabei die folgende Äußerung dienen, die Drosten anstelle von (1) hätte vornehmen können:

(2) Hier in dieser Studie gibt es ein Problem.

Diese Äußerung ist stärker als Äußerung (1), die Drosten tatsächlich getätigt hat. Doch was heißt das genau?

Ein erster Ansatz schreibt beiden Äußerungen denselben Inhalt zu (nämlich, dass es in der betreffenden Studie ein Problem gibt), sieht aber einen Unterschied darin, wie dieser Inhalt vorgebracht wird. Mit Äußerung (2) wird der Inhalt auf behauptende, starke Weise vorgebracht. Äußerung (1) hingegen bringt denselben Inhalt auf vermutende, schwächere Weise vor. Nach diesem Ansatz ist der Unterschied zwischen Behauptungen und Vermutungen also einer in der *Art* des repräsentierenden Sprechaktes, der sich wiederum darauf zurückführen lässt, mit welchem Nachdruck ein bestimmter Inhalt vorgebracht wird.

Ein zweiter Ansatz verortet den relevanten Unterschied zwischen den beiden Äußerungen auf der *Inhaltsebene*. Dieser Ansatz fasst beide Äußerungen als Behauptungen auf, jedoch als Behauptungen mit unterschiedlichem Inhalt. Während durch (2) behauptet wird, dass es in der betreffenden Studie ein Problem gibt, wird durch (1) behauptet, dass Drosten *vermutet*, dass es in der Studie ein Problem gibt. Wenn dieser Ansatz verallgemeinert wird, heißt das, dass Vermutungen eigentlich kein Gegenstück zu Behauptungen sind, sondern eine *Teilklasse* der Behauptungen bilden: Vermutungen sind diejenigen Behauptungen, die einen schwachen Inhalt haben.

Welchen Ansatz sollten wir wählen? Der zweite Ansatz mag auf den ersten Blick den Vorteil haben, dass er weniger Arten von Sprechakten postuliert, die erklärt werden müssen. Er besagt: Wenn wir verstehen, wie Behauptungen funktionieren, dann verstehen wir auch, wie Vermutungen funktionieren, die ja schließlich eine Teilklasse der Behauptungen bilden.

Es ist jedoch keineswegs klar, dass dieser Aspekt des zweiten Ansatzes nur von Vorteil ist. Schließlich wird dadurch ausgeschlossen, dass sich zwei Sprechakte mit demselben Inhalt bloß darin unterscheiden, wie stark dieser Inhalt vorgebracht wird. Eben diese Möglichkeit scheint aber intuitiv sehr plausibel. Nicht selten finden wir uns in Situationen, in denen wir einen bestimmten Inhalt äußern wollen (beispielsweise, dass der schnellste Weg zum Bahnhof dort entlangführt), aber noch abwägen, mit welcher Stärke wir diesen Inhalt vorbringen wollen.

Neben diesem Grund für den ersten Ansatz scheint es auch einen Grund zu geben, der direkt gegen den zweiten Ansatz spricht. Betrachten wir noch einmal die Klasse der direktiven Sprechakte, zu der etwa Bitten und Aufforderungen zählen. Es ist ziemlich eindeutig, dass sich direktive Sprechakte bei gleichbleibendem Inhalt in ihrer Stärke voneinander unterscheiden können. So scheinen sich die Bitte, die Tür zu schließen, und die Aufforderung, die Tür zu schließen, nur in Bezug auf ihre Stärke voneinander zu unterscheiden. Ihr Inhalt (die Tür möge geschlossen werden) scheint derselbe zu sein. Direktive Sprechakte können sich also bei gleichbleibendem Inhalt in ihrer Stärke unterscheiden. Angenommen, dass das für direktive Sprechakte gilt: Warum sollte es für repräsentierende Sprechakte anders sein? Hier wäre uns eine Vertreterin des zweiten Ansatzes zumindest ein Argument für die Andersbehandlung schuldig. Auf den ersten Blick scheint es plausibel, die Stärke eines Sprechaktes als einen Faktor anzusehen, der bei vielen Sprechaktarten – auch bei repräsentierenden Sprechakten – unabhängig vom Inhalt variieren kann.

Aus diesen Gründen werde ich für den Rest des Essays den ersten Ansatz voraussetzen: Eine Vermutung ist keine Unterart der Behauptung, sondern ein eigenständiger repräsentierender Sprechakt, mit dem ein Inhalt auf schwache Weise vorgebracht wird. Dabei kann ein und derselbe Inhalt auf behauptende oder vermutende Weise vorgebracht werden.

Vermutungen und Klarheit

Nun können wir uns einem ersten Einwand gegenüber Vermutungen zuwenden, der durch die eingangs erwähnte Forderung nach klaren Ansagen nahegelegt wird. Man könnte dafür argumentieren, dass klare Ansagen Vermutungen vorzuziehen sind, da Vermutungen naturgemäß unklar sind. Der Einwand provoziert Rückfragen: Worin soll die Unklarheit bestehen, die mit Vermutungen einhergeht? Und, allgemeiner gefragt: Was macht einen Sprechakt unklar?

Eine naheliegende erste Antwort lautet: Sprechakte im Allgemeinen und Vermutungen im Besonderen sind dann unklar, wenn sie einen unklaren Inhalt haben. Ein Inhalt wiederum ist unklar, wenn er schwer verständlich, unpräzise oder schlicht unsinnig ist. Negativbeispiele von Sprechakten mit unklarem Inhalt sind allgegenwärtig. Eine besonders ergiebige Quelle für solche Sprechakte ist in der Pandemie (und auch darüber hinaus) Donald Trump. Im April 2020 sagte Trump beispielsweise:

> And then I see the disinfectant, where it knocks it out in a minute. One minute. And is there a way we can do something like that, by injection inside or almost a cleaning. Because you see it gets in the lungs and it does a tremendous number on the lungs. So it would be interesting to check that. So, that, you're going to have to use medical doctors with. But it sounds – it sounds interesting to me. (The White House 2020)

Diese Äußerung hat Berühmtheit erlangt, weil Trump die Injektion von Desinfektionsmittel zu einer interessanten Option zur Bekämpfung des Virus erklärt. Doch ist an dem Sprechakt auch die schiere Unklarheit des Inhalts bemerkenswert. Es ist kaum zu erkennen, was Trump eigentlich sagen möchte. Der Inhalt des Sprechaktes ist *sowohl* schwer verständlich *als auch* unpräzise *als auch* in großen Teilen unsinnig. Durch diese Unklarheit wird der Sprechakt gefährlich, da er durchaus zur Annahme verleiten kann, dass man sich Desinfektionsmittel injizieren sollte.

Besteht ein Zusammenhang zwischen Vermutungen und unklaren Inhalten? Offensichtlich nicht. Ob ein Sprechakt einen unklaren

Inhalt hat, hängt allein vom Inhalt des Sprechaktes ab, nicht aber von der Art des Sprechaktes. Weiter oben hatte ich dafür argumentiert, dass Vermutungen dieselben Inhalte haben können wie andere repräsentierende Sprechakte (insbesondere Behauptungen). Während es also vollkommen richtig ist, dass unklare Äußerungen in der Regel zu vermeiden sind, liefert das keinen Grund dafür, Vermutungen zu vermeiden.

Sprechakte können auch auf andere Arten unklar sein: So ist ein Sprechakt unklar, wenn nicht zu erkennen ist, um was für einen Sprechakt es sich handelt. Beispielsweise kann es unklar sein, ob es sich bei einer Äußerung um eine Behauptung oder nun eine Vermutung handelt. Manchmal sind Vermutungen als solche etikettiert: Sie beginnen mit »Ich vermute« (wie das erste Beispiel), enthalten ein »vermutlich« oder werden mit steigender Intonation gegen Ende geäußert wie eine Frage. Doch ist die Art des Sprechakts nicht immer klar zu erkennen. Eine Äußerung kann auch eine Vermutung sein, wenn das Etikett fehlt oder undeutlich ist. Auch diese Art der Unklarheit hängt jedoch nicht mit dem Vermuten zusammen – Behauptungen oder Bitten können gleichermaßen schwer als solche zu erkennen sein.

Schließlich kann ein repräsentierender Sprechakt dann als unklar bezeichnet werden, wenn er irreführend ist, also falsche Inhalte enthält oder Fehlschlüsse nahelegt. Ein Sprechakt kann zu einer unklaren Sicht der Tatsachen beitragen. Diese Unklarheit kann die Inhalte betreffen, die vermittelt werden, aber auch die Einstellungen, die die äußernde Person diesen Inhalten gegenüber hat. Beispielsweise kann ein Sprechakt nahelegen, dass sich die äußernde Person sicher ist über die vermittelten Inhalte, obwohl sie sich eigentlich nicht sicher ist. Diese Art der Unklarheit ist in der Pandemie, in der wir uns über sehr viele Dinge unsicher sind, weit verbreitet. So schreiben etwa Karina Reiss und Sucharit Bhakdi Ende Juni 2020 zur Wirksamkeit von Masken im Kampf gegen das Virus:

Obwohl alles vorbei ist und obwohl man weiß, dass Masken nichts bringen, wird zu guter Letzt auch noch die Maskenpflicht eingeführt! (Reiss/Bhakdi 2020, S. 64)

Diese Äußerung kann man kritisieren, weil ihr Inhalt vermutlich falsch ist. Man kann sie aber auch kritisieren, weil sie eine Behauptung ist und dadurch den Eindruck erweckt, dass Reiss und Bhakdi sich sicher waren oder wussten, dass Masken nichts bringen. Dabei existierten schon zum Zeitpunkt der Veröffentlichung mehrere Studien, die eine Wirksamkeit von Masken nahelegten (siehe etwa Mitze [u. a.] 2020) – ein Wissen über Unwirksamkeit konnten Reiss und Bhakdi also nicht haben. Die Äußerung wäre somit weniger unklar und irreführend gewesen, wenn sie als Vermutung vorgebracht und als solche gekennzeichnet worden wäre.

Als Beispiel einer Äußerung, bei der die Etikettierung als schwacher Sprechakt zur Klarheit beiträgt, kann der folgende Beitrag der Virologin Sandra Ciesek aus dem NDR-»Coronavirus-Update« dienen:

Wir schätzen das im Moment so ein, dass [die Schmierinfektion] eine verringerte Rolle spielt, aber die natürlich auch möglich ist. Die Übertragung von Tröpfchen oder Aerosolen ist viel wahrscheinlicher. Wie groß der Anteil von Schmierinfektion ist, weiß man nicht genau. Ich glaube, man schätzt zehn bis 16 Prozent ungefähr.   (Hennig/Ciesek/Kluge 2020, S. 10)

Hier gibt Ciesek eine Einschätzung in Bezug auf die Wahrscheinlichkeit der Schmierinfektion ab und nennt dann eine Studie, die ihre Einschätzung stützt. In diesem Fall ist der gewählte schwache Sprechakt passend: Die angeführte Studie liefert *Gründe*, die für die Einschätzung sprechen, aber für sich genommen noch kein *Wissen*. Dies wird durch die Äußerung klar transportiert. Die beiden Beispiele zeigen, dass Einwände gegen das Vermuten auch dann zurückgewiesen werden müssen, wenn sie auf mögliche Irreführungen abzielen. Mehr noch: In einer Krise, in der wir uns über vieles unsicher sind, sind Vermutungen besonders hilfreich und wichtig, da sie es erlauben, auch Hypothesen zu teilen und die Grenzen des Wissens offenzulegen.

Dieser letzte Punkt kann in der Corona-Pandemie auch für den *Umgang* mit Informationen wichtig sein. Wie können wir in der Flut von Informationen die Glaubwürdigkeit und Verlässlichkeit von Beiträgen einschätzen? Hier kommt es natürlich auf die Glaubwürdigkeit und Verlässlichkeit der äußernden Personen, den Ort der Veröffentlichung und die Quellen an. Doch sind diese Aspekte häufig schwer zu bewerten oder zu überprüfen.

Meine sprechakttheoretischen Überlegungen legen einen Ansatz nahe, der sich auf den Beitrag selbst konzentriert: In einer durch Unsicherheit geprägten Situation kann schon die Wahl der Sprechaktform Anhaltspunkte zur Glaubwürdigkeit und Verlässlichkeit geben. Wenn ein Text (wie etwa Reiss/Bhakdi 2020) von Behauptungen dominiert wird, dann sollte bereits das allein uns stutzig machen. Wenn es um den Stand der epidemiologischen Forschung zum Corona-Virus geht, dann sind bloße Behauptungen häufig irreführend, weil die Dinge selten klar und einfach liegen – weil man selten sicheres Wissen hat oder sich sicher sein kann. Fortwährende Behauptungen legen dann einen (bewusst oder unbewusst) nachlässigen Umgang mit den wissenschaftlichen Erkenntnissen nahe, eine geringe Verlässlichkeit. Das bedeutet im Umkehrschluss freilich nicht, dass wir einen Beitrag allein deshalb als seriöser einschätzen sollten, weil er viele Vermutungen enthält.

Vermutungen und Verantwortung

Ein zweiter möglicher Einwand gegenüber Vermutungen lautet, dass man sich mit ihnen aus der Verantwortung stehlen kann. Dieser Einwand lässt sich mit einem Blick auf die philosophische Literatur zu Sprechakten untermauern. Dort heißt es beispielsweise bei Charles Sanders Peirce (1934) oder Robert Brandom (1983), dass eine Behauptung derjenige Sprechakt ist, mit dem die äußernde Person eine Verantwortung für die Verteidigung des vorgebrachten Inhalts übernimmt. Wer eine Behauptung aufstellt, muss ihren Inhalt auf Nachfrage verteidigen können oder aber die Behauptung wieder zurückziehen. Diese Darstellung könnte man umgedreht so verstehen, dass eine Person, die *keine* Behauptung aufstellt, sondern eine Vermutung, *keine* Verteidigungsverantwortung übernimmt, und deshalb die Vermutung auch dann nicht zurückziehen muss, wenn sie ihren Inhalt nicht verteidigen kann. Man stelle sich jemanden vor, der auf skeptische Nachfragen antwortet: »Ich habe das ja nicht behauptet. Ich habe nur eine Vermutung aufgestellt.«

Sollte der Einwand berechtigt sein, wäre er in einer Krise wie der Corona-Pandemie besonders gravierend. In einer Pandemie *muss* die Politik Verantwortung übernehmen, indem sie Entscheidungen zur Eindämmung oder Bewältigung der Pandemie trifft. Und die Wissenschaft muss bereits einen Schritt zuvor Verantwortung übernehmen, indem sie Forschungsergebnisse erarbeitet, die als Grundlage für politische Entscheidungen dienen können. Wie ich nun aber zeigen möchte, ist der Einwand nicht berechtigt. Auch wenn es auf den ersten Blick so scheinen mag, sind Vermutungen nicht dazu geeignet, sich der Verantwortung zu entziehen.

Um den Einwand zu entkräften, möchte ich noch einmal auf den Unterschied zwischen Vermutungen und Behauptungen eingehen. Bisher habe ich dafür argumentiert, dass der Sprechakt des Vermutens ein schwächeres Gegenstück zum Sprechakt des Behauptens ist. Mit einer Vermutung wird ein bestimmter Inhalt (der auch der Inhalt einer Behauptung sein könnte) auf eine schwächere Weise vorgebracht als mit einer Behauptung.

Was bedeutet es aber, einen Inhalt auf eine schwächere Weise vorzubringen? Hier ein Vorschlag (siehe auch Viebahn 2021): Mit einer Vermutung übernimmt die äußernde Person stets die Verantwortung dafür, den vorgebrachten Inhalt gegebenenfalls zu verteidigen. Dies haben Vermutungen mit Behauptungen gemein. Doch ist die Art der erforderlichen Verteidigung eine andere: Vermutungen erfordern eine schwächere Verteidigung als Behauptungen. Während als Verteidigung einer Behauptung starke Gründe geliefert werden müssen, die für den Inhalt der Behauptung sprechen, genügen für die Verteidigung einer Vermutung schwächere Gründe. Wenn etwa jemand behauptet, dass Masken im Kampf gegen das Virus helfen, erfordert die Verteidigung starke Gründe für den genannten Inhalt. Eine einzelne Studie von begrenzter Aussagekraft kann eine solche Behauptung wohl nicht stützen. Zahlreiche Studien und Forschungsergebnisse sind dazu nötig. Aber eine einzelne Studie kann sehr wohl eine entsprechende Vermutung stützen.

Hier stellen sich eine Reihe von Anschlussfragen: Welcher Grund wäre stark genug dafür, eine bestimmte Behauptung zu verteidigen?

Wann eignet er sich für die Verteidigung einer Vermutung? Und lässt sich überhaupt eine scharfe Grenze zwischen beiden Arten der Verteidigungsverantwortung ziehen?

Beginnen wir mit der dritten Frage: Eine scharfe Grenze lässt sich wohl nicht ziehen, obwohl es klare Fälle des Behauptens gibt, in denen eine starke Verteidigungsverantwortung übernommen wird, und ebenso klare Fälle des Vermutens samt schwächerer Verteidigungsverantwortung. In diesen klaren Fällen (und das mag als Antwort auf die ersten beiden Fragen dienen) kann eine Behauptung verteidigt werden, indem die äußernde Person zeigt, dass sie ihren Inhalt mit guten Gründen zu wissen glaubt. Für die Verteidigung einer Vermutung hingegen muss sie lediglich zeigen können, dass sie Gründe hat, den Inhalt für möglich oder wahrscheinlich zu halten.

Aus dieser Sicht des Behauptens und des Vermutens ergibt sich eine Antwort auf den Einwand, dass man sich durch Vermutungen aus der Verantwortung stehlen kann. Zwar stimmt es, dass mit Vermutungen keine Verantwortung für eine starke Verteidigung übernommen wird. Das bedeutet aber nicht, dass gar keine Verantwortung übernommen wird – auch Vermutungen müssen auf Nachfrage verteidigt oder zurückgezogen werden. Und in einer Situation, die durch Unsicherheit geprägt ist, ist die Möglichkeit, sich vorsichtig zu äußern, besonders wertvoll. Einerseits ist es wichtig, dass auch Hypothesen (etwa zu den Eigenschaften des Virus oder der Wirksamkeit von Maßnahmen) kommuniziert werden. Würde immer erst publiziert, was gewusst wird, würde die Forschung hoffnungslos hinterherhinken. Andererseits können Entscheidungen auch dann sinnvoll auf Vermutungen gestützt werden, wenn mehrere Vermutungen für eine Handlungsoption sprechen – wenn sich die Hinweise also verdichten. Dabei ist es natürlich (wie oben dargelegt) wichtig, dass Vermutungen als solche gekennzeichnet werden.

An dieser Stelle möchte ich betonen, dass tatsächlich viele Faktoren eine Rolle spielen, wenn es um die Frage geht, ob eine Vermutung *alles in allem* angemessen ist. Da sind zunächst die eben beschriebenen sprechakttheoretischen Aspekte. Wenn ich eine Vermutung aufstelle, dann muss ich diese angemessen verteidigen können. Doch sind auch andere Aspekte wichtig: Welche erwartbaren Konsequenzen hat meine Vermutung? Wie könnte sie fehlinterpretiert werden? Könnte sie Panik auslösen? Verletze ich mit der Vermutung die Privatsphäre anderer Menschen? Aufgrund solcher Aspekte kann es durchaus sein, dass eine Vermutung, die aus sprechakttheoretischer Perspektive angemessen wäre, alles in allem unangemessen ist.

Auch diese Überlegungen zur Verteidigungsverantwortung von Sprechakten können uns helfen, Beiträge von unbekannter Glaubwürdigkeit oder Verlässlichkeit zu beurteilen, insbesondere in der Kommunikation von Ergebnissen aus der Wissenschaft. Wichtig ist hier, dass man in der Wissenschaftskommunikation erwarten darf, dass die Verteidigung oder Begründung eines Sprechaktes gleich mitgeliefert wird. Es genügt nicht, bloß zu sagen, wie sich die Dinge (wahrscheinlich) verhalten; man muss auch angeben, was für diese Sicht der Dinge spricht. Nun ist es nicht selten so, dass eine Behauptung aufgestellt wird, während die Begründung fehlt oder unzureichend ist. Beispielsweise zweifeln Reiss und Bhakdi die Verlässlichkeit eines PCR-Tests an und begründen dies, indem sie von einer ihnen bekannten Ärztin berichten,

> [...] die sich auch mit dieser Frage beschäftigte und an mehreren Tagen hintereinander einen symptomatischen Corona-Patienten während seines Aufenthaltes im Krankenhaus testete – erst positiv, dann negativ, dann positiv, dann negativ etc., wohlgemerkt nicht am Ende des Krankheitsverlaufs, sondern mittendrin. So viel zur Aussagekraft des Tests. (Reiss/Bhakdi 2020, S. 20)

In diesem Fall ist offensichtlich, dass die Begründung für ernste Zweifel am Test nicht ausreicht. Ein Test kann auch dann sehr verlässlich sein, wenn er in einzelnen anekdotischen Fällen nicht funktioniert. Man möchte also erwidern: So viel zur Verlässlichkeit der Kritik am Test. Zudem stellen Reiss und Bhakdi völlig unbegründete Behauptungen auf:

> Durch die Empfehlung der Bundesregierung, Masken zu tragen, glauben viele ältere Menschen, dass diese einen Schutz bietet und dass es sinnvoll sein muss. Doch ganz im Gegenteil, das Tragen einer Maske birgt ernste gesundheitliche Risiken, insbeson-

dere für Menschen mit Lungenerkrankungen, Herzschwäche, aber auch für Patienten mit Angst- und Panik-Störungen. (Reiss/ Bhakdi 2020, S. 20)

Diese Behauptungen bleiben unbegründet. Hier und in der Wissenschaftskommunikation im Allgemeinen muss ein solches Vorgehen Zweifel wecken: Repräsentierende Sprechakte verlangen nach Begründungen, und zwar nach solchen, die der Stärke des jeweiligen Sprechaktes angemessen sind. Fehlen solche Begründungen, sind die vorgebrachten Äußerungen mit Vorsicht zu genießen.

Ausblick

In diesem Essay habe ich versucht, zwei Vorwürfe gegenüber Vermutungen zu entkräften. Weder muss von Vermutungen Unklarheit ausgehen, noch kann durch eine vermutende Äußerung jegliche Verantwortung vermieden werden. Klarheit und Verantwortung sind also keine Gründe dafür, in der Krisenkommunikation Behauptungen den Vorzug gegenüber Vermutungen zu geben. Im Gegenteil: Es hat sich gezeigt, dass es Gründe gibt, die *für* die Verwendung von Vermutungen in der Krisenkommunikation sprechen, besonders in einer Krise wie der Corona-Pandemie. Weil Vermutungen eine schwächere Verteidigungsverantwortung mit sich bringen, erlauben sie es, ungesicherte Hypothesen zu teilen. Zudem kann die äußernde Person durch die Wahl des Sprechaktes der Vermutung die Grenzen des Wissens signalisieren und dadurch Unklarheit vermeiden. Expertinnen und Experten tun also gut daran, ihre Ansichten in Vermutungen zu verpacken. Und es ist sinnvoll, denjenigen Vertrauen zu schenken, die ihre Ansichten nicht nur als Behauptungen, sondern auch in schwächerer Form vorbringen.

Literaturhinweise

Austin, John Langshaw: Zur Theorie der Sprechakte (How to do things with Words). Dt. Bearb. von Eike von Savigny. Stuttgart 1986.

Brandom, Robert: Asserting. In: Noûs 17 (1983) S. 637–650.

Hennig, Korinna / Ciesek, Sandra / Kluge, Stefan: Skript zu »Coronavirus-Update, Folge 61«. 20. 10. 2020. Online: https://www.ndr.de/nachrichten/info/coronaskript236.pdf

Hennig, Korinna / Drosten, Christian: Skript zu »Coronavirus-Update, Folge 56«. 15. 9. 2020. Online: https://www.ndr.de/nachrichten/info/coronaskript226.pdf

maiLab: Virologen-Vergleich. YouTube. 19. 4. 2020. Online: https://www.youtube.com/watch?v=u439pm8uYSk&t=899s

Mitze, Timo / Kosfeld, Reinhold / Rode, Johannes / Wälde, Klaus: Maskenpflicht und ihre Wirkung auf die Corona-Pandemie: Was die Welt von Jena lernen kann. 9. 6. 2020. Online: https://archive.is/4wR9X

Peirce, Charles Sanders: Judgment and Assertion. In: Collected Papers of Charles Sanders Peirce. Boston 1934. Bd. 5. S. 385–387.

Reiss, Karina / Bhakdi, Sucharit: Corona Fehlalarm? Berlin 2020.

Schulz, Stephan: Leichte Sprache. 6. 5. 2020. Online: https://www.mdr.de/sachsen-anhalt/kolumne-corona-voll-verpoent-leichte-sprache-fachsprache-wissenschaftler-100.html

The White House: Remarks by President Trump in Address to the Nation. 23. 4. 2020. Online: https://www.whitehouse.gov/briefings-statements/remarks-president-trump-vice-president-pence-members-coronavirus-task-force-press-briefing-31/

Viebahn, Emanuel: The Lying-Misleading Distinction: A Commitment-Based Approach. In: The Journal of Philosophy [Im Erscheinen 2021].

ZDF-heute-Nachrichten: Virologe Streeck kritisiert bei Lanz Corona-Maßnahmen. YouTube. 1. 4. 2020. Online: https://www.youtube.com/watch?v=VP7La2bkOMo&t=952s

Der letzte Zugriff auf alle zitierten Internetquellen erfolgte am 18.12.2020.

Oliver Hallich

Verhindern oder Vorbeugen?
Freiheitseinschränkungen in der Corona-Krise

Im folgenden Beitrag[1] möchte ich auf die Wichtigkeit einer Unterscheidung aufmerksam machen, die in der Debatte um Freiheitseinschränkungen während der Corona-Krise – etwa um Beschränkungen der Reisefreiheit, um Kontaktverbote oder eine Maskenpflicht – nicht beachtet wurde, deren Beachtung aber, so meine These, zu einer Versachlichung dieser erhitzten Debatte hätte beitragen können. Es handelt sich um die Unterscheidung zwischen *Prävention* und *Prophylaxe*. Die Ausdrücke ›Prävention‹ und ›Prophylaxe‹ verwenden wir alltagssprachlich meist synonym; dies sollte jedoch nicht den Blick darauf verstellen, dass sich hinter beiden Ausdrücken eine sachliche Differenz verbirgt. Diese tritt offener zutage, wenn wir uns statt an das Gegensatzpaar von Prävention und Prophylaxe an das zwischen Verhindern und Vorbeugen halten, denn dass einen Schaden zu verhindern etwas anderes ist als ihm vorzubeugen leuchtet auch intuitiv ein.

Verhindernde (*präventive*) und vorbeugende (*prophylaktische*) Maßnahmen haben gemeinsam, dass sie auf das Nichteintreten eines Schadensereignisses abzielen. Sie tun dies aber auf verschiedene Weisen. Mindestens vier Unterschiede lassen sich benennen:

(1) *Zeitliche Nähe zum Schadensereignis*: Vorbeugende Maßnahmen können früher ansetzen als verhindernde. Schon im Jugendalter kann man mit der Altersvorsorge beginnen und damit vorbeugend gegen Altersarmut tätig werden; von der Verhinderung von Altersarmut würde man hingegen erst später sprechen, wenn es einen unmittelbar bevorstehenden Zustand abzuwenden gilt. Verhinderung von Suchtverhalten ist angezeigt, wenn Ansätze zu einem Suchtverhalten bereits erkennbar sind, aber schon bei der Erziehung eines Kindes, das keinerlei Suchtverhalten erken-

1 Ich danke Susanne Hiekel, Alina Omerbasic und den Mitgliedern der Jury für wertvolle Hinweise zu früheren Fassungen dieses Textes.

nen lässt, können wir der späteren Ausbildung von Suchtverhalten vorbeugend entgegentreten. Einem befürchteten Verbrechen kann man früher durch Vorbeugung, etwa in Form von Erziehungsmaßnahmen und Aufklärung potenzieller Täter, als durch Verhinderung entgegentreten. Vorbeugende Maßnahmen können also in größerer zeitlicher Distanz zum Schaden, auf dessen Nichteintreten sie abzielen, eingesetzt werden als verhindernde.

(2) *Wahrscheinlichkeit*: Der Unterschied zwischen Vorbeugung und Verhinderung lässt sich auch probabilistisch beschreiben. Maßnahmen, die als verhindernd aufgefasst werden, unterstellen eine größere Wahrscheinlichkeit des Schadenseintrittes im Falle des Unterbleibens der Maßnahme als solche, die als vorbeugend aufgefasst werden. Dies kann auf die größere zeitliche Distanz vorbeugender Maßnahmen zum Schadensereignis zurückzuführen sein. Ist eine Maßnahme dem befürchteten Schadenseintritt zeitlich weit vorgelagert, können noch viele intermittierende Faktoren den Schadenseintritt unterbinden; ist sie hingegen dem befürchteten Schadenseintritt zeitlich nahe, gibt es weniger solcher Möglichkeiten; darum ist im ersten Fall der Schadenseintritt im Falle des Ausbleibens der Maßnahme weniger wahrscheinlich als im zweiten. Eine Maskenpflicht gegen die Verbreitung des Corona-Virus wäre Anfang Februar 2020 vorbeugend gewesen, im April war sie verhindernd, denn im Februar wäre die Wahrscheinlichkeit des Schadenseintrittes ohne die Maßnahme geringer gewesen als im April. Auch unabhängig von der Möglichkeit intermittierender Faktoren bemisst sich die Einstufung einer Maßnahme als verhindernde oder als vorbeugende an der angenommenen Wahrscheinlichkeit des Schadenseintritts im Falle des Ausbleibens der Maßnahme: Rauchen im Wald zu verbieten ist bei Sommerhitze eine Verhinderungsmaßnahme gegen Waldbrände, bei niedrigeren Temperaturen hingegen Vorbeugung, da im ersten Fall Waldbrände durch Feuer wahrscheinlicher sind als im zweiten.

(3) *Kausaler Beitrag*: Eine vorbeugende Maßnahme *kann* selbstverständlich einen kausalen Beitrag zum Nichteintreten des Schadens leisten und wird es häufig tun. Sie *muss* es aber nicht. Und

sie wird *als vorbeugende Maßnahme* nicht dadurch diskreditiert oder als irrational gebrandmarkt, dass im Nachhinein das Fehlen eines solchen kausalen Beitrages festgestellt wird. Die Tugend des Vorsichtigen besteht gerade darin, dass er etwas tut, was zum Nichteintreten des Schadens beitragen *könnte*, wohl wissend, dass das, was er tut, möglicherweise gar nicht notwendig ist, um den Schaden nicht eintreten zu lassen. Niemand grämt sich, eine Hausratversicherung abgeschlossen zu haben, wenn gar kein Schaden auftritt, zu dessen Deckung er sie in Anspruch nehmen müsste; niemand bedauert, zur Krebsvorsorge gegangen zu sein, wenn er nicht an Krebs erkrankt; niemand wirft sich vor, sich vor Beginn der Autofahrt angeschnallt zu haben, wenn er unfallfrei ans Ziel kommt. All dies sind prophylaktische Maßnahmen, die auch ohne kausalen Beitrag zur Schadensvermeidung rational sind. Würden sie hingegen als präventive, den Schaden verhindernde aufgefasst, würden sie ex post durch das Fehlen eines solchen kausalen Beitrages diskreditiert: Wer irrigerweise glaubte, durch eine Hausratversicherung einen Einbruch oder einen Wasserrohrbruch verhindern zu können, hätte Grund, den Versicherungsabschluss als verfehlt zu bedauern, wenn sich herausstellt, dass gar kein solcher Schaden auftritt.

(4) *Kontrafaktische Annahmen*: Verhindernde Maßnahmen sind an die kontrafaktische Unterstellung des Auftretens des Schadens im Falle des Ausbleibens dieser Maßnahmen gebunden. Ein Dammbau ist eine Verhinderungsmaßnahme gegen eine Überflutung, weil zu unterstellen ist, dass ohne den Dammbau eine Überflutung tatsächlich stattfinden würde. Staatliche Strafen können als Präventionsmaßnahmen gelten, insofern unterstellt werden kann, dass ohne diese Strafen mehr Straftaten zu erwarten wären. Vorbeugende Maßnahmen sind hingegen nicht an solche kontrafaktischen Unterstellungen gebunden. Wer eine Hausratversicherung abschließt, legt sich ebenso wenig auf die kontrafaktische Unterstellung fest, dass ohne Versicherungsabschluss ein Schaden auftreten würde, wie jemand, der zur Krebsvorsorge geht, sich auf die Annahme festlegt, dass er andernfalls Krebs bekommen würde.

Diese Unterschiede bedeuten, dass die Rechtfertigungsbedingungen für vorbeugende Maßnahmen weniger anspruchsvoll sind als für verhindernde. Wer eine Maßnahme, die auf das Nichteintreten eines Schadensereignisses zielt, als vorbeugende Maßnahme rechtfertigen will, muss niedrigere Hürden nehmen als jemand, der sie als schadensverhindernde Maßnahme rechtfertigen will. Er muss keine zeitliche Nähe zum drohenden Schadensereignis nachweisen und kann sich mit einer niedrigeren Wahrscheinlichkeitsannahme für den Schadenseintritt im Falle des Ausbleibens der Maßnahme begnügen als jemand, der diese Maßnahme als eine den Schadenseintritt verhindernde rechtfertigen wollte. Er ist zudem der Bürde enthoben, einen kausalen Beitrag der Maßnahme zum Nichteintreten des Schadens nachweisen zu müssen, denn das Fehlen eines solchen Beitrages bedeutet ja nicht, dass die Maßnahme als vorbeugende diskreditiert wäre. Er muss auch nicht die Wahrheit kontrafaktischer Bedingungssätze der Form »Wenn Handlung H unterbliebe, würde Schadensereignis S eintreten« nachweisen. Wer hingegen die Maßnahme als verhindernde begründen will, muss beides nachweisen: das kausale Verhältnis und die Wahrheit des kontrafaktischen Bedingungssatzes.

Wer die Maßnahme als eine verhindernde statt als vorbeugende begründen will, ist daher mit mindestens drei zusätzlichen Problemen konfrontiert:

(i) *Kausalität versus Korrelation*: Das erste Problem ist, dass der erforderliche Kausalitätsnachweis nicht schon durch den Nachweis einer Korrelation zwischen der Maßnahme und dem Ausbleiben des Schadensereignisses erbracht wird. Die meisten Menschen sterben im Krankenhaus; es gibt also eine Korrelation zwischen Krankenhausaufenthalten und Sterbefällen. Das zeigt nicht, dass das Aufsuchen des Krankenhauses ein Grund für die Sterbefälle ist. Ebenso würde der Nachweis, dass eine Maßnahme mit dem Ausbleiben von Schadensereignissen korreliert, keinen Nachweis einer Kausalrelation darstellen. Wann dieser als erbracht gelten könnte, wäre in Abhängigkeit vom zugrunde gelegten Verständnis von Kausalität zu spezifizieren.

(ii) *Überprüfbarkeit kontrafaktischer Bedingungssätze*: Das zweite Problem ist, dass kontrafaktische Bedingungssätze wie »Wenn H unterbliebe, würde S eintreten« nicht empirisch überprüfbar sind. Aus der Straftheorie ist bekannt, dass der Präventionseffekt von Strafen sich nicht empirisch nachweisen lässt, weil nicht empirisch überprüft werden kann, ob jemand, der bestraft wurde, wenn er nicht bestraft worden *wäre*, ein bestimmtes Delikt begangen *hätte* oder ob jemand, der ein Delikt unterlässt, dieses begangen *hätte*, wenn es nicht mit Strafe bedroht gewesen *wäre*. Ebenso entzieht sich die Behauptung, dass, wenn eine Maßnahme zum Schutz eines Gutes wie Gesundheit ausgeblieben *wäre*, das Schadensereignis eingetreten *wäre*, einer empirischen Überprüfbarkeit. Wer sie verteidigen will, muss sich daher auf Plausibilitätserwägungen zurückziehen, die als solche weniger verlässlich sind als empirisch überprüfbare Sätze.

(iii) *Präventionsparadox*: Das dritte Problem ist das als ›Präventionsparadox‹ bekannte Phänomen, dass eine verhindernde Maßnahme, wenn sie tatsächlich zur Schadensvermeidung beiträgt, also erfolgreich ist, häufig fälschlich als überflüssig eingeschätzt wird. Das Ausbleiben eines Schadens infolge der Maßnahme lässt den Eindruck entstehen, dass doch weiterhin alles in Ordnung sei und begünstigt die Fehlwahrnehmung, dass die Maßnahme gar nicht nötig gewesen sei. So wurden die niedrigen Infektionszahlen im Sommer 2020 gelegentlich als Beleg dafür angesehen, dass die Maßnahmen im Frühjahr 2020 eine »Überreaktion« gewesen seien, obwohl sie möglicherweise eine Folge eben dieser Maßnahmen waren. Wer hingegen die Maßnahme von vorneherein nur als vorbeugende rechtfertigen will, legt sich gar nicht auf die Behauptung fest, dass sie kausal wirksam ist. Die fehlende Sichtbarkeit eines kausalen Einflusses muss ihn daher nicht beunruhigen; sie kann nicht gegen die Annahme ins Feld geführt werden, dass die Maßnahme als vorbeugende gerechtfertigt war.

Es ist also wesentlich leichter, eine Maßnahme zu rechtfertigen, wenn nur die Rechtfertigungsstandards für eine vorbeugende Maßnahme zu erfüllen sind, als wenn die Rechtfertigungsstandards für eine schadensverhindernde Maßnahme zu erfüllen sind.

Dabei sind zwei Fragen zu unterscheiden: Welche Rechtfertigungsbedingungen erfüllt sein müssen, *wenn* eine Maßnahme als vorbeugend oder verhindernd verstanden wird, ist eine andere Frage als die, *ob* es gerechtfertigt ist, sie als vorbeugend oder verhindernd zu verstehen. Die Rechtfertigungsbedingungen für freiheitseinschränkende Maßnahmen hängen davon ab, ob wir sie als verhindernd oder vorbeugend *verstehen.* So wie man einen Blitzableiter als ein Ding verstehen kann, das einen Blitzeinschlag verhindert (was die Annahme impliziert, dass ohne Blitzableiter der Blitz einschlagen würde), oder als eines, das einem Blitzeinschlag vorbeugt (was diese Annahme nicht impliziert), kann man auch eine freiheitseinschränkende Maßnahme als eine verhindernde oder als eine vorbeugende verstehen. Indem wir sie auf die eine oder andere Weise verstehen, legen wir fest, welche Bedingungen zu ihrer Rechtfertigung erfüllt sein müssen. Verstehen wir etwa die Schließung von Theatern als vorbeugende Maßnahme gegen die Ausbreitung des Infektionsgeschehens, legen wir damit fest, dass an sie weniger anspruchsvolle Rechtfertigungsstandards anzulegen sind, als wenn wir sie als verhindernde Maßnahme verstünden. Wir können aber natürlich fragen, ob wir sie auf diese Weise verstehen *sollten.* Dass wir sie so verstehen – als vorbeugend, nicht verhindernd – kann in besonderer Weise rechtfertigungsbedürftig sein, eben *weil* dadurch festgelegt wird, dass die Rechtfertigungsbedingungen für die Maßnahme weniger anspruchsvoll sind.

Die Rechtfertigungsbedingungen für eine freiheitseinschränkende Maßnahme hängen dabei davon ab, wie sie *zum Zeitpunkt ihrer Verhängung* verstanden wird. Sie ändern sich nicht dadurch, dass im Nachhinein festgestellt wird, dass eine vorbeugende Maßnahme sogar die Rechtfertigungsbedingungen für eine schadensverhindernde Maßnahme erfüllt hätte. Dies ist der Fall, wenn sie faktisch einen kausalen Beitrag zur Schadensvermeidung leistet, wenn also z. B. das Anschnallen des Sicherheitsgurtes, weil ein Unfall passiert, tatsächlich kausal zum Ausbleiben eines größeren Schadens beiträgt. So wie man nach Lektüre einer Master-Arbeit feststellen kann, dass sie sogar die Qualitätsstandards für eine Dissertation erfüllt hätte, ohne dass sie deswegen zu einer Dissertation wird, kann man manchmal angesichts des Weltverlaufes im Nachhinein feststellen, dass eine vorbeugende Maßnahme sogar die Rechtfertigungsstandards für eine schadensverhindernde erfüllt hätte, ohne dass sie deswegen zu einer

schadensverhindernden Maßnahme wird. Faktische Verhinderungs-
erfolge wandeln eine prophylaktische Maßnahme nicht rückblickend
in eine präventive um. Sie ändern also nichts daran, dass diese Maßnahme zum Zeitpunkt ihrer Verhängung an die schwächeren Rechtfertigungsstandards für vorbeugende Maßnahmen geknüpft war.

Auf dieser Grundlage lassen sich nun zwei Regeln dafür formulie-
ren, ob wir Freiheitseinschränkungen als verhindernde oder vorbeugende verstehen sollten. Auf der Basis dieser Regeln wiederum lässt
sich dann in Bezug auf bestimmte Freiheitseinschränkungen, etwa
die während der Corona-Krise verhängten, fragen, ob die jeweiligen
Rechtfertigungsbedingungen auch erfüllt waren.

(i) *Prima facie sollte in einer liberalen Demokratie von freiheitseinschränkenden Maßnahmen gefordert werden, dass sie die Rechtfertigungsstandards für einen Schaden verhindernde, nicht nur für ihm
vorbeugend entgegentretende Maßnahmen erfüllen.* Der Grund hierfür ist schlicht, dass Freiheitseinschränkungen in einer liberalen Demokratie *immer* als problematisch zu gelten haben und daher die
Rechtfertigungsstandards für diese Einschränkungen möglichst
hoch angesetzt werden sollten. Solche Einschränkungen als bloße
Vorsichtsmaßnahmen gegen Gefahren zu begründen, ist tendenziell
missbrauchsanfällig, weil es mit der Gefahr verbunden ist, die Rechtfertigungsstandards für Freiheitseinschränkungen problematisch
niedrig anzusetzen. Insbesondere das in diesem Fall fehlende Erfordernis eines Kausalitätsnachweises begünstigt diesen Missbrauch,
denn es bedeutet, dass sich eine freiheitseinschränkende Maßnahme
grundsätzlich *immer* als vorbeugende Maßnahme gegen Gefahrenbekämpfung präsentieren und als gerechtfertigt darstellen lässt. Wie
missbrauchsanfällig dies sein kann, zeigten viele der als vorbeugende
Maßnahmen zur Terrorismusbekämpfung in den USA nach dem
11. September 2001 verhängten Freiheitseinschränkungen, etwa die
Einschränkung der Bewegungsfreiheit von Angehörigen terroristi-
scher Aktivitäten verdächtiger Minderheiten.

Erfüllten die Freiheitseinschränkungen während der Corona-
Krise die anspruchsvolleren Rechtfertigungsbedingungen für einen
Schaden verhindernde Maßnahmen? Man wird diese Frage nicht
global, sondern nur bereichsspezifisch in Bezug auf einzelne Freiheitseinschränkungen beantworten wollen, aber mit dieser Ein-

schränkung doch sagen können: Weitgehend war dies der Fall. Insbesondere für die Maßnahmen, die im Rahmen der Shutdowns im April, November und Dezember 2020 in Situationen dramatisch ansteigender Fallzahlen verhängt wurden, konnte plausibel unterstellt werden, dass das Ausbleiben dieser Maßnahmen zu einem ansonsten unmittelbar bevorstehenden oder doch mit hoher Wahrscheinlichkeit eintretenden weiteren steilen Anstieg der Infektionszahlen geführt hätte, also auch, dass ihre Verhängung einen kausalen Beitrag zur Eindämmung des Infektionsgeschehens leisten würde. Die Einschränkung ›weitgehend‹ erklärt sich daraus, dass man in Bezug auf einzelne der verhängten Maßnahmen sehr wohl fragen kann, ob ihre Verhängung nur vorbeugend motiviert und insofern an problematisch niedrige Rechtfertigungsstandards geknüpft war. Ob z. B. auch die Schließung von Kultureinrichtungen ungeachtet der Tatsache, dass sie vermutlich nicht wesentlich zur Verschlimmerung des Infektionsgeschehens beitrugen, diese strengen Rechtfertigungsbedingungen erfüllte, ist fraglich. Dasselbe gilt für die in einigen Städten im November 2020 kurzzeitig vorgenommene Ausweitung der Maskenpflicht auf das gesamte Stadtgebiet.

Festzustellen ist auch, dass einige Maßnahmen, die faktisch *nicht* verhängt wurden, die strengen Rechtfertigungsbedingungen für schadensverhindernde Maßnahmen durchaus erfüllt hätten. Dies gilt insbesondere für das im Sommer 2020 erwogene Verbot von Urlaubsreisen ins Ausland. Schon im Juni – bei noch sehr niedrigen Infektionszahlen in Deutschland – wusste man auf der Grundlage belastbarer epidemiologischer Einschätzungen, dass eine Welle von Urlaubsreisen ins Ausland sehr wahrscheinlich zu einem erneuten Anstieg der Infektionszahlen führen würde. Die Kausalität war absehbar. Sie bestand auf zwei Weisen: erstens im Sinne einer direkten Beeinflussung des Infektionsgeschehens durch Erhöhung von Ansteckungszahlen infolge des Reiseaufkommens, zweitens aber auch – oft übersehen, aber nicht weniger wichtig – im Sinne der Beeinflussung und Verstärkung von Einstellungen. Die seit August zu beobachtende zunehmende Sorglosigkeit und die abnehmende Bereitschaft vieler Menschen, Abstandsregeln einzuhalten, fiel nicht vom Himmel. Wer im August glaubte, eine Urlaubsreise ans Mittelmeer antreten zu müssen, signalisierte damit eine Priorisierung von

Freizeitgestaltung gegenüber dem Bemühen, das Infektionsgeschehen einzudämmen, die, wenig überraschend, von anderen übernommen wurde. Auch aufgrund dieser Kausalität wäre ein Verbot von Urlaubsreisen ins Ausland zur Verhinderung eines Wiederanstiegs der Infektionszahlen gerechtfertigt gewesen.

(ii) Dass grundsätzlich von freiheitseinschränkenden Maßnahmen erwartet werden sollte, dass sie die Rechtfertigungsbedingungen für verhindernde statt bloß für vorbeugende Maßnahmen erfüllen, bedeutet, dass eine Abschwächung der Rechtfertigungsbedingungen zu solchen für vorbeugende Freiheitseinschränkungen prima facie als problematisch zu gelten hat und einer besonderen Begründung bedarf. Es schließt aber nicht aus, dass eine solche Abschwächung, also das Anlegen vergleichsweise niedrigerer Rechtfertigungsstandards für freiheitseinschränkende Maßnahmen, *manchmal* gerechtfertigt ist. Wann ist das der Fall?

Es ist sehr plausibel, die Legitimität einer solchen Abschwächung zum einen von der *Schwere* des Schadens, dem entgegengetreten wird, und zum anderen von der *Eingriffstiefe* der Freiheitseinschränkung abhängig zu machen. Erforderlich ist sicherlich, dass es sich bei dem abzuwendenden Schaden um einen gravierenden Schaden handelt, was in der Corona-Krise, in der es um nicht weniger als den drohenden Zusammenbruch des Gesundheitssystems ging, unstrittig der Fall war. Ist diese Bedingung erfüllt, gilt: *Je geringer die Eingriffstiefe einer freiheitseinschränkenden Maßnahme ist, desto eher wird man sie auch als eine vorbeugende, aber nicht verhindernde Maßnahme akzeptieren können.* Je größer hingegen die Eingriffstiefe ist, desto angemessener ist es, von der Maßnahme zu verlangen, dass sie die Rechtfertigungsbedingungen für schadensverhindernde, nicht nur für vorbeugende Maßnahmen erfüllt. Die Pflicht, eine schöne Nase durch eine Maske zu bedecken, ist eine Unannehmlichkeit, aber eine, deren Auferlegung eine relativ geringe Eingriffstiefe aufweist, so dass man diese Maßnahme im Sinne des Vorbeugungsprinzips vermutlich auch als eine prophylaktische wird gutheißen können. Hingegen – wie von Karl Lauterbach im Oktober 2020 vorgeschlagen – Kontaktbeschränkungen auch in privaten Räumen polizeilich kontrollieren zu lassen, um Zusammenkünfte von mehreren Personen zu verhindern, wäre eine massive Einschränkung von Privatheits- und Freiheitsrechten. Aufgrund ihrer Eingriffstiefe wäre diese allenfalls (wie im Falle des Eindringens der Polizei in eine Wohnung zur Verhinderung einer Mordtat) als eine einen gravierenden Schaden verhindernde, keinesfalls aber als eine vorbeugende Maßnahme gerechtfertigt.

Die Eingriffstiefe einer freiheitsbeschränkenden Maßnahme ist allerdings keine objektive Größe, sondern hängt von Wertsetzungen ab. Diese können individuell variieren. Der eine wird die Schließung gastronomischer Betriebe als schmerzhafte Einschränkung empfunden, manche Kontaktverbote aber innerlich als Befreiung bejubelt haben, die andere wird die Eingriffstiefe dieser Maßnahmen genau entgegengesetzt wahrgenommen haben. Auf der politischen Ebene wird man bei der Bestimmung der Eingriffstiefe einer Maßnahme von solchen individuellen Präferenzen absehen müssen. Auch hier muss allerdings eine Gesellschaft, indem sie bereichsspezifisch festlegt, welche Hürden zur Rechtfertigung von Freiheitseinschränkungen zu nehmen sind, Farbe in Bezug darauf bekennen, welche Werte sie hat. Sie muss durch die Festlegung von Rechtfertigungsstandards offenlegen, welche Bereiche sie als mehr oder weniger schützenswert gegen Freiheitsbeschränkungen ansieht – ob etwa der Zugang zu Fußballspielen als schützenswerter anzusehen ist als die Durchführung universitärer Präsenzlehre. Dass beispielsweise noch im September 2020 Fußballspiele mit Hunderten von Zuschauern stattfanden, während es an einigen Universitäten nicht möglich war, in gut durchlüfteten großen Seminarräumen mündliche Prüfungen mit drei Personen durchzuführen, legte diese Vermutung durchaus nahe. Die Einschränkung universitärer Lehre wurde als vorbeugende Maßnahme gerechtfertigt, während die fürchterliche Erfahrung, ein Fußballspiel statt im Stadion nur im Fernsehen sehen zu können, als Einschränkung galt, die an die anspruchsvolleren Rechtfertigungsstandards für verhindernde Maßnahmen geknüpft wurde. Es wäre gewagt, diese Ungleichbehandlung damit rechtfertigen zu wollen, dass Fußballfans in der intellektuell ausgenüchterten Atmosphäre eines Stadions Abstandsregeln wie selbstverständlich einhalten, während Studierende den Seminarraum meist schon alkoholisiert betreten und sich aerosolproduzierender Schlachtgesänge selten enthalten können. Man kann die Ungleichbehandlung daher durchaus bedenklich finden.

Noch in anderer Hinsicht ist die Unterscheidung zwischen verhindernden und vorbeugenden Freiheitseinschränkungen für die Beurteilung von Freiheitseinschränkungen in der Corona-Krise relevant. Während der Corona-Krise war von vielen Seiten die Mahnung zu hören, die verhängten Freiheitseinschränkungen müssten »immer wieder von neuem gerechtfertigt und begründet werden«. Getragen waren diese Mahnungen von der Sorge, dass sich ein Zustand der Freiheitsbeschränkung als wahrgenommener Normalzustand einspielen könnte, so dass nicht mehr die Verteidiger, sondern die Gegner von Freiheitseinschränkungen unter Rechtfertigungsdruck geraten und Freiheitsrechte durch Umkehrung der Rechtfertigungslasten untergraben werden könnten. Eine Unterminierung von Freiheitsrechten kann aber nicht nur durch eine Gewöhnung an einen Zustand der Freiheitseinschränkung, sondern auch dadurch entstehen, dass sich die Rechtfertigungsbedingungen für Freiheitseinschränkungen verschieben. Freiheitseinschränkungen können an zunehmend anspruchsloser werdende Rechtfertigungsbedingungen geknüpft werden, die diese Einschränkungen entsprechend erleichtern – etwa in der Form, dass die Rechtfertigungsbedingungen für verhindernde unbemerkt zu denjenigen für vorbeugende Freiheitsbeschränkungen abgeschwächt werden. Tritt eine solche Verschiebung ein, wird man weiterhin in scheinbarer Einmütigkeit die Rechtfertigungslast auf Seiten derer sehen, die Freiheitseinschränkungen begründen wollen, und die Verteidiger dieser Freiheitseinschränkungen werden, und zwar zu Recht, darauf verweisen können, dass diese »auch weiterhin gerechtfertigt« seien; nur wird dann die Tatsache verdeckt bleiben, dass sich die Rechtfertigungsstandards in einer Freiheitseinschränkungen erleichternden Weise verändert haben.

Eine solche unmerkliche Verschiebung der Rechtfertigungsstandards kann man in Ansätzen auch in der Corona-Krise gegeben sehen. Als die Bundeskanzlerin am 16. April 2020 angesichts gesunkener Infektionszahlen sagte, dass dies ein Erfolg, jedoch nur »ein zerbrechlicher Zwischenerfolg« sei und dass daher weiterhin Vorsicht geboten sei, und wenige Tage später, am 23. April – kurz nachdem sie das Wort »Öffnungsorgie« in die Welt gesetzt hatte –, ihre »Sorgen« über die (zu) »forsche Umsetzung« der Lockerungsmaßnahmen bekundete, konnte man darin eine Änderung der Begründungsgrundlagen für diese Freiheitseinschränkungen erblicken. Es war nunmehr die Notwendigkeit weiterer *Vorsicht,* die diese Maßnahmen begründete. Die »Zerbrechlichkeit« des erreichten Zustandes vergleichsweise geringer Infektionszahlen sollte jetzt die Fortführung genau der Maßnahmen rechtfertigen, die vorher zur Herbeiführung eben dieses Zustandes gerechtfertigt wurden. Die in dieser Zeit allgegenwärtigen Mahnungen, dass »wir vorsichtig bleiben« und – so die Kanzlerin bereits am 16. April – »ganz konzentriert weitermachen« müssten, suggerierten eine Kontinuität zwischen Gefahrenverhinderung und Gefahrenvorbeugung. Sie legten nahe, dass der Übergang von der Rechtfertigung freiheitseinschränkender Maßnahmen als verhindernder zu vorbeugenden ein quasi-automatischer und normativ unproblematischer Übergang sei. Das ist er aber nicht.

In Kenntnis der folgenden Entwicklungen wird man sagen: Die Aufforderung, »konzentriert weiterzumachen«, war wohlbegründet. Hätte man doch konzentriert weitergemacht! Dennoch tut man gut daran, sensibel gegenüber den Gefahren einer möglichen Verschiebung der Rechtfertigungsstandards von verhindernden zu vorbeugenden Maßnahmen zu sein. Eine solche Verschiebung wird im Allgemeinen im öffentlichen Diskurs unbemerkt bleiben. Die politische Rhetorik bietet reichlich Formulierungen, die geeignet sind, sie zu überdecken. Die neblige Rede von der »weiterhin bestehenden Krise«, die es zu bewältigen gelte, ist die Differenz zwischen Verhinderung und Vorbeugung ebenso zu überspielen geeignet wie die Metapher von der »weiterhin drohenden Gefahr«, denn ob Krisenbewältigung und Gefahrenbekämpfung in der Verhinderung eines zu erwartenden Schadens oder in der vorbeugenden Abwehr eines nur möglichen Schadens bestehen, bleibt dabei unklar. Aufgrund der Missbrauchsanfälligkeit einer nur vorbeugend begründeten Freiheitseinschränkung ist aber eine solche Verschiebung von Rechtfertigungsstandards politisch hoch relevant. Sie *kann,* indem sie die zu nehmenden Hürden für Freiheitseinschränkungen unbemerkt niedriger legt als sie es wären, wenn an den Rechtfertigungsstandards für schadensverhindernde Maßnahmen festgehalten würde, in den Dienst genommen werden, um die wahren Motive von Freiheitseinschränkungen zu verschleiern und Pseudo-Rechtfertigungen für Freiheitseinschränkungen zu liefern, die im Dienste der Stabilisierung eines politischen Systems stehen. Dies wird insbesondere dann der Fall sein, wenn der abzuwehrende Schaden nicht so greifbar ist wie der in der Corona-Krise drohende Kollaps des Gesundheitssystems, sondern durch so amorphe Ausdrücke wie »Terrorismusgefahr« oder »Gefahr für das Gemeinwohl« oder »Gefährdung der Demokratie« oder »Konterrevolution« charakterisiert wird.

Solange die Differenz zwischen Verhinderung und Vorbeugung, wenn nicht terminologisch, so doch der Sache nach transparent ist, kann auch ein offener Streit darüber geführt werden, ob eine Maßnahme, die unter der Flagge der Schadensvermeidung segelt, als eine präventive oder als eine prophylaktische als gerechtfertigt gelten soll. Bedenklich ist aber, wenn diese Differenz nicht mehr als solche nachvollziehbar ist, denn dann kann unbemerkt eine Verschiebung der Rechtfertigungsbedingungen für grundrechteinschränkende Maßnahmen stattfinden, die diese Eingriffe erleichtern. Wer eine solche Maßnahme verhängt, sollte daher transparent machen, *dass* es sich um eine vorbeugende Maßnahme handelt, diese also nicht als verhindernde Maßnahme verschleiern, um damit zu unterstellen, dass anspruchsvollere Rechtfertigungsstandards erfüllt seien, die tatsächlich nicht erfüllt sind. Er wird dann – wenn das oben Gesagte stimmt – die Konsequenz hinnehmen müssen, dass solche vorbeugenden Freiheitsbeschränkungen nur bei geringer Eingriffstiefe rechtfertigbar sind. Und er wird sich einer Diskussion darüber zu stellen haben, ob die Eingriffstiefe dieser Maßnahmen gering genug ist, um sie als gerechtfertigt ansehen zu können.

Auch wenn vorbeugende Freiheitseinschränkungen manchmal, nämlich bei geringer Eingriffstiefe, mit den Grundsätzen einer liberalen Demokratie vereinbar sein dürften, ist es angezeigt, auf die Gefahren hinzuweisen, die mit einer Verschiebung der Rechtfertigungsbedingungen für Freiheitseinschränkungen von präventiven auf prophylaktische verbunden sind. Man macht sich nicht mit Obskurantisten, rechtspopulistischen Verschwörungstheoretikern oder von »Corona-Hysterie« faselnden Fernsehköchen gemein, wenn man darauf hinweist, dass Freiheitseinschränkungen nicht nur einer permanenten Rechtfertigung, sondern einer permanenten Rechtfertigung *unter identischen Rechtfertigungsbedingungen* bedürfen. Und man verkündet nicht alarmistisch das Einbrechen totalitärer Strukturen, wenn man zu bedenken gibt, dass eine Verschiebung von Rechtfertigungsbedingungen in einer Demokratie transparent und nachvollziehbar sein sollte. Andernfalls nämlich könnte sich herausstellen, dass die »neue Normalität«, die uns mit der zunehmenden Rücknahme der Freiheitsbeschränkungen in Aussicht gestellt wird, darin bestünde, dass wir auf dem Weg von der alten in die neue Normalität gelernt hätten, Freiheitsbeschränkungen treuherzig als gerechtfertigt abzunicken, da uns diese Verschiebung von Rechtfertigungsstandards entgangen ist. Das wäre wirklich ein Anlass zur Sorge.

Ludger Jansen

Masken, Abstand, Anschnallpflicht
Freiheitseinschränkungen im Straßenverkehr und in der Pandemie

Im Juli 2020, mitten in der sogenannten Corona-Krise, vermeldeten die Nachrichten, dass die Zahl der Verkehrstoten im Vorjahr auf ein Rekordtief gefallen war. Eine gute Nachricht, wie man meinen sollte. Auch die Zahl der Corona-Fälle war zu dieser Zeit, nach dem Ende der ersten Infektionswelle, auf einem erfreulichen Tiefstand. Doch viele reagierten auf diese Nachricht nicht mit Freude, sondern mit Wut und Verbitterung, zum Teil ins Groteske gesteigert, weil sie durch die niedrigen Infektionszahlen bestätigt fanden, dass die Corona-Maßnahmen überzogen oder verfehlt oder beides waren. Zehntausende selbsternannte Querdenker beteiligten sich an Protestaktionen gegen den von ihnen diagnostizierten »Corona-Wahnsinn«. Warum kommt es zu so unterschiedlichen Reaktionen? Und können wir vielleicht aus unserem Umgang mit den Risiken des Straßenverkehrs etwas darüber lernen, wie wir mit der Corona-Krise umgehen sollten?

Der Straßenverkehr ist ohne Zweifel eine riskante Angelegenheit, mit jährlich mehreren Tausend Toten allein in Deutschland. Doch Unfalltote gibt es im Straßenverkehr ganz überwiegend durch den motorisierten Verkehr. Zwischen Radfahrern und Fußgängern oder auch unter Beteiligung von Pferdefuhrwerken kommt es kaum zu Unfällen mit Todesfolge. Würden Autos und Motorräder abgeschafft, würde es so gut wie gar keine Verkehrstoten mehr geben. Zwar wurde eine solche Maßnahme nicht umgesetzt und ihre Durchsetzung auch kaum einmal gefordert, doch wurde im Laufe der Jahrzehnte trotzdem viel dafür getan, um das Unfallrisiko im Straßenverkehr zu minimieren. Zunächst einmal gibt es mit dem Führerschein eine gewisse bürokratische und finanzielle Hürde, um überhaupt am motorisierten Straßenverkehr teilnehmen zu dürfen. Geschwindigkeitsbegrenzungen sorgen für eine angepasste Fahrweise. Weil die Reaktionsgeschwindigkeit durch Alkoholgenuss vermindert ist, ist das Führen eines Kraftfahrzeuges ab einem bestimmten Blutalkoholgehalt untersagt. Seit den 1970er-Jahren wurde in Deutschland schrittweise die Gurtpflicht eingeführt, um die Unfallrisiken für Fahrzeuginsassen zu minimieren. Jeder, der ein Motorrad oder Mofa fährt, muss einen Schutzhelm tragen. Wer diese Regeln nicht einhält, muss mit einer Strafe rechnen, bis hin zum Ausschluss aus dem motorisierten Verkehr durch Entzug des Führerscheins.

Diese Maßnahmen sind von ganz unterschiedlicher Natur. Das Erfordernis des Führerscheins, die Geschwindigkeitsbegrenzungen und das Verbot des Autofahrens im alkoholisierten Zustand schützen den jeweiligen Fahrer, aber vor allem auch die anderen Verkehrsteilnehmer, die einem größeren Unfallrisiko ausgesetzt wären, wenn ungeschulte oder berauschte Autofahrer unterwegs wären – oder solche mit großer Geschwindigkeit.

Der Sicherheitsgurt schützt hingegen zunächst nur das Leben desjenigen, der ihn anlegt, so wie der Schutzhelm nur das Leben desjenigen schützt, der ihn auf seinem Kopf trägt. Die Strafbewehrung von Gurtpflicht und Helmpflicht könnte daher kritisiert werden: Warum sollte man jemanden bestrafen, der nur sich selbst gefährdet?

Pflichten zum Selbstschutz kennen wir aus vielen Lebensbereichen. Auch auf Baustellen und in Laboren sind Maßnahmen zum Schutz des eigenen Lebens und der eigenen Gesundheit vorgeschrieben. Denn selten ist der Mensch im Leben als isoliertes Individuum unterwegs. »No man is an island, entire of itself«, wie Johne Donne es formulierte: Niemand ist eine Insel. Menschen sind in der Regel in vielfältige soziale Beziehungen eingebettet. Bauarbeiterinnen und Chemikerinnen sind im Auftrag von Arbeitgeberinnen tätig, die im Falle eines Unfalls schadensersatzpflichtig werden würden. Sie haben Kundinnen, die damit leben müssten, dass bei der Abwicklung ihres Auftrags Menschen ums Leben gekommen sind. Zudem sind sie möglicherweise Ernährerinnen von Familien, die ohne sie in Not geraten würden, und wohl auch Mitglied in verschiedenen sozialen Solidargemeinschaften, die ein Interesse an der Minimierung der von ihnen zu tragenden Kosten haben.

Ähnliches könnte nun über die Helm- und Gurtpflicht gesagt werden. Sie schützen zunächst nur das Leben der sie erfüllenden Fahrer, indirekt schützen sie aber andere Fahrer davor, in Unfälle mit Todesfolge verwickelt zu werden, sei es nun verschuldet oder unverschuldet. Außerdem schützen sie Familien vor existenzieller Not und die sozialen Solidarsysteme vor hohen Ausgaben.

Alle genannten Maßnahmen dienen also direkt oder indirekt sowohl dem Selbstschutz als auch dem Schutz der anderen Verkehrsteilnehmer. Darin liegt gewissermaßen ihre positive Gemeinsamkeit. Gemeinsam ist all diesen Maßnahmen aber auch, dass sie das legitime Handeln der Verkehrsteilnehmer einschränken. Das Fahren ohne Führerschein ist ebenso verboten wie das Fahren mit beliebiger Geschwindigkeit oder das Fahren ohne Gurt oder Helm. Ob dies einschneidende Einschränkungen sind, wird vermutlich unterschiedlich empfunden. Wer ohne Gurt- oder Helmpflicht aufgewachsen ist, musste sich erst einmal an diese neue Regelung gewöhnen. Heute wird es vielen so ergehen, dass sie umgekehrt das Fahren ohne diese Sicherheitsmaßnahmen als unangenehm empfinden. Die Ankündigung neuer Geschwindigkeitsbeschränkungen provoziert zwar regelmäßig heftige Diskussionen, insbesondere wenn es um die deutschen Autobahnen geht. Freie Fahrt für freie Bürger, heißt es dann; oder man hört, dass das Fahren ohne Geschwindigkeitsbegrenzung ein Stück »gelebte Freiheit« sei. Aber im Großen und Ganzen werden die Regelungen des Straßenverkehrs allgemein akzeptiert. Nichtsdestoweniger sind und bleiben sie: Einschränkungen der Freiheit.

Als im Juli 2020 der Niedrigrekord der Verkehrsopfer verkündet wurde, ging kein Sturm der Entrüstung durch die Gesellschaft. Niemanden habe ich sagen gehört, dass man es doch wohl übertrieben habe mit den Regelungen und dass man diese jetzt doch endlich lockern müsse. Es wurde nicht gefordert, Spielstraßen abzuschaffen, Verbotsschilder abzumontieren und Freiheitsrechte zurückzugeben. Es kam nicht zu Autokorsos, in denen demonstrativ die Gurtpflicht missachtet wurde, oder zu Auseinandersetzungen zwischen Motorradfahrerinnen und Polizistinnen, weil jene der Helmpflicht nicht mehr nachkommen wollten. All diese Reaktionen blieben aus. Das Rekordtief der Verkehrstoten war: eine gute Nachricht.

Auch der glimpfliche Verlauf der ersten Welle der Corona-Infektionen in Deutschland wurde von vielen als eine gute Nachricht aufgefasst. Die Maßnahmen zur Eindämmung der Corona-Infektionen wurden von dem überwiegenden Teil der Bevölkerung befolgt, sei es aus Einsicht in den Sinn der Maßnahmen oder aus Angst vor möglichen Sanktionen. Doch entwickelte sich in manchen Kreisen eben auch ein lautstarker und medienwirksamer Protest gegen die Maßnahmen.

Was war hier anders? Für die unterschiedliche Reaktion könnte eine Reihe von Faktoren verantwortlich sein, die möglicherweise auch zusammenwirken. Zum einen könnten alle einfach zu sehr damit beschäftigt gewesen sein, über Corona nachzudenken, so dass die Verkehrsregeln gar nicht in den Fokus gerieten. Die Gelegenheit für die Gurtpflicht-Skeptiker und die Tempolimit-Gegner könnte einfach ungünstig gewesen sein, weil die öffentliche Aufmerksamkeit, ein knappes Gut, gerade einem anderen Thema galt.

Zum anderen ist bei Corona der Zusammenhang zwischen Ursache und Wirkung weniger augenscheinlich als bei einem Verkehrsunfall. Ein Auto und die Auswirkung eines Aufpralls mit hoher Geschwindigkeit sind gut sichtbar und auch für einen Laien nachvollziehbar. Die Gefahr, die von einem Virus ausgeht, ist hingegen unsichtbar. Außerdem gibt es viele Viren von ganz unterschiedlicher Gefährlichkeit, mit denen wir zum Teil schon lange leben. Warum sollte es mit diesem neuen Virus nicht auch so weitergehen wie bisher? Denn: Über das neue Virus war zunächst nicht viel bekannt. Es kann von kleinen Details abhängen, welche Schutzmaßnahmen tatsächlich wirksam und nötig sind, und diese Details müssen erst einmal entdeckt werden. Das kann leicht übersehen werden, wenn die Experten allabendlich im Fernsehen Rede und Antwort stehen und sagen, was ihrer Meinung nach getan werden müsste. Entscheiden unter Unwissenheit ist ein komplexes Thema. Auch im Straßenverkehr ist die Wirksamkeit bestimmter Maßnahmen nicht immer unumstritten gewesen. Dass ein Tempolimit Menschenleben rettet, ist in belebten Innenstädten offensichtlicher als auf leeren Autobahnen, und Gurte hindern Autoinsassen möglicherweise daran, nach einem Unfall schnell das Fahrzeug zu verlassen.

Vor allem kamen die Corona-Maßnahmen plötzlich und in einem nicht gekannten Ausmaß: Es gab keine Routine für die Pandemie-Bekämpfung, keinen Masterplan für den nationalen Shutdown. Die Regulierung des Straßenverkehrs erfolgte in kleinen Schritten, doch der Shutdown kam von jetzt auf gleich. Und er griff in fast alle Bereiche des privaten und öffentlichen Lebens ein. Soziale Kontakte wurden eingeschränkt, viele Geschäfte geschlossen, Konzerte und Theatervorstellungen abgesagt. Der Lebensalltag der meisten Menschen wurde radikal geändert. Ganze Konzerne wurden ins Homeoffice verlegt, Angestellte in Kurzarbeit geschickt. Kindergärten, Schulen und Universitäten wurden geschlossen und durch einen aus dem Boden gestampften Fernunterricht ersetzt. Krankenhauspatienten und Altenheimbewohner durften über Wochen keinen Besuch empfangen. Bundesligaspiele fielen aus. Als Geschäfte wieder geöffnet hatten, musste man zuweilen Schlange stehen und warten, bis genügend Kunden das Ladenlokal verlassen hatten.

Vor allem aber griffen die Regelungen auch in Lebensbereiche ein, die eigentlich unter besonderem grundgesetzlichen Schutz stehen. Gottesdienste durften nicht mehr gefeiert werden (trotz Art. 4 GG). Ausstellungen und Kulturveranstaltungen waren nicht möglich, und die Wissenschaftsfreiheit war wenig wert, wenn Bibliotheken geschlossen wurden und der Zutritt zu Labors verboten war (trotz Art. 5, Abs. 3 GG). Die Freizügigkeit im Bundesgebiet wurde eingeschränkt, Urlauber an Stadt- und Ländergrenzen zurückgeschickt (trotz Art. 11 GG). Die Wirtschafts- und Berufsfreiheit war gegenstandslos, wenn der möglicherweise frei gewählte Beruf vorübergehend nicht ausgeübt werden durfte (trotz Art. 12 GG).

Noch einschneidender für eine funktionierende Demokratie war hingegen das epidemiologische Veto gegen Versammlungen aller Art (trotz Art. 8 GG): Meinungsbildung in Parteien, Meinungskundgebung durch Demonstrationen und Beschlussfassung in Gremien fanden nun unter deutlich erschwerten Bedingungen und verstärkt online statt, zum Teil unter unklaren rechtlichen Rahmenbedingungen.

All diese Eingriffe waren ihrerseits rechtlich durch das Infektionsschutzgesetz abgesichert und geregelt. Einige Regelungen wurden richterlich geprüft, manche daraufhin bestätigt und manche richterlich verworfen. Demonstrationen, gerade auch gegen diese Maßnahmen, wurden bald wieder zugelassen, vorübergehende Verbote teils richterlich aufgehoben. All das zeigt das Funktionieren des gewaltenteiligen Rechtsstaates.

Trotzdem erhob sich ein lauter und medienwirksamer Protest, wie er gegen die freiheitseinschränkenden Regelungen im Straßenverkehr nicht vorstellbar ist. Wer wollte wegen eines drohenden Tempolimits den Bundestag stürmen, die Regierung stürzen und gar eine neue Verfassung aufsetzen, wie all dies anlässlich der Demonstrationen Ende August 2020 in Berlin versucht wurde? Wer würde auf die Idee kommen, Brandbomben auf das Kraftfahrzeugbundesamt in Flensburg zu werfen, so wie es Ende Oktober 2020 mit dem Robert-Koch-Institut in Berlin geschehen ist?

Einige Erklärungsversuche für die unterschiedlichen Reaktionen habe ich schon genannt: mangelnde Routine im Umgang mit Pandemien und die drastischen Auswirkungen auf die Lebensführung. Ein wichtiger Punkt kommt hinzu: Für viele der extremen politischen Reaktionen auf die Corona-Krise ist diese nicht der Grund, sondern nur der Anlass des Protests. Reichsbürger, Rechtspopulisten und Verschwörungstheoretiker gab es schon vor Corona, aber nun fanden sie einen Kristallisationspunkt und konnten vereint auftreten. Diese seltsame politische Gemengelage sollte aber nicht darüber hinwegtäuschen, dass die wirksamen Corona-Maßnahmen tatsächlich drastische negative Auswirkungen haben: Einsame konnten nicht besucht, Sterbende nicht begleitet werden. Schüler bekamen über Wochen und Monate hinweg keinen oder schlechteren, auf jeden Fall aber weniger Unterricht. Ganze Wirtschaftszweige lagen über diese Zeit hinweg brach, konnten nicht produzieren oder nicht verkaufen oder beides.

Die negativen Auswirkungen werden kaum von jemandem bestritten. Umstritten ist vielmehr, ob Maßnahmen mit solchen Konsequenzen gerechtfertigt sein können. In Frage steht insbesondere, ob Einschränkungen mit solchen Konsequenzen verhältnismäßig sein können – oft im juristischen Sinne erläutert als geeignet, erforderlich und angemessen. Diesen Bedenken trug auch Angela Merkel Rechnung, als sie am Ende ihrer Regierungserklärung Anfang November 2020 zur Rechtfertigung der Maßnahmen zur Bekämpfung der zweiten Infektionswelle explizit in Anspruch nahm, dass die Maßnahmen eben diese drei Kriterien erfüllten. Geeignet ist eine Maßnahme dann, wenn sie hilft, das angestrebte Ziel zu verwirklichen; erforderlich ist sie, wenn das angestrebte Ziel ohne sie nicht verwirklicht werden könnte; angemessen ist sie, wenn die negativen Folgen der Maßnahme in einem vertretbaren Verhältnis zum angestrebten oder verwirklichten Ziel stehen. Über alle drei Punkte lässt sich trefflich streiten, insbesondere als zu Beginn der Maßnahmen wenig über Verbreitung und Wirkung des Corona-Virus bekannt war. Man wusste gerade einmal, dass eine Infektion mit dem Virus in vielen Fällen zum Tod der Patienten geführt hatte.

Rückblickend lässt sich sagen: Die erste Welle der Infektionen konnte erfolgreich gestoppt werden. Die Infektionsrate blieb in Deutschland relativ niedrig. Aufgrund des exponentiellen Anstiegs der Infektionsraten vor Beginn der Maßnahmen können wir begründet vermuten, dass es ohne irgendwelche Gegenmaßnahmen zu einer um mehrere Größenordnungen höheren Zahl von Infektionen und Todesfällen gekommen wäre. Da die Infektionsrate tatsächlich abgesenkt wurde, war die Gesamtheit der Maßnahmen also mit großer Wahrscheinlichkeit wirksam.

Ob nun tatsächlich jede Einzelmaßnahme wirksam war, kann so leicht natürlich nicht festgestellt werden. Beispielsweise hat das Desinfizieren von Oberflächen vermutlich nicht die Bedeutung, die man ihm anfangs zuschrieb, wenn das Virus tatsächlich vorwiegend durch die Luft (durch direkte Tröpfcheninfektion oder durch Aerosole) verbreitet wird. Doch für viele Einzelmaßnahmen liegen die Daten, die man für das Beurteilen der kausalen Relevanz benötigt, noch gar nicht vor – obwohl Corona derzeit vermutlich die Krankheit mit dem höchsten Aufmerksamkeitspotenzial ist und Tausende von Forschern weltweit sich der Erforschung dieser neuen Krankheit widmen.

Eine solche Unsicherheit hinsichtlich der Wirksamkeit ist jedoch keine Besonderheit der Pandemie-Bekämpfung. Ihr liegt ein allgemeines Problem zugrunde, dass sich bei den verkehrspolitischen Maßnahmen genauso bemerkbar macht: Die Maßnahmen sind in Kraft und die Zahl der Verkehrstoten befindet sich auf einem historischen Tiefstand. Doch ist das Erstere wirklich die Ursache des Letzteren? Und wenn ja, trägt tatsächlich jede Einzelmaßnahme zum Senken der Opferzahlen bei? Vielleicht sind einzelne Maßnahmen sogar kontraproduktiv? Um das herauszufinden, braucht man aussagekräftige Daten. In der Pandemie können wir diese beispielsweise durch medizinische Studien oder Ländervergleiche erheben, doch selbst dann lassen sich Fragen der Ursächlichkeit stets nur mit einer gewissen Wahrscheinlichkeit beantworten. Entschieden werden muss aber sofort, trotz aller Unsicherheit.

Dass die Infektionsrate lange niedrig blieb, war für viele nun aber nicht so sehr Begründung der Wirksamkeit der Maßnahmen, sondern Anfrage an ihre Angemessenheit: Wenn die Infektionsrate so niedrig war, warum wurde über Wochen nahezu das gesamte Wirtschaftssystem stillgelegt? Das war dann doch gar nicht nötig.

Dieser Reflex wird gerne als *Präventionsparadox* bezeichnet: Gerade die Wirksamkeit der Intervention lässt an ihrer Notwendigkeit zweifeln. Mit dem Rekordtief der Verkehrstoten hatte ich jedoch ein Beispiel genannt, in dem das Präventionsparadox interessanterweise nicht zum Tragen kam. In theoretischer Hinsicht ist es natürlich unbefriedigend, wenn es nie klar sein wird, welche Einzelmaßnahme nun welchen Anteil am Präventionserfolg gehabt hat. In moralischer Hinsicht scheint es hingegen ein zynisches Geschacher zu sein, wenn man überlegt, wie viele zusätzliche Tote man für wie viel zusätzlichen Umsatz in der Wirtschaft in Kauf zu nehmen bereit ist. Hier steht das Lebensrecht des einen gegen den wirtschaftlichen Gewinn des anderen, und es ist klar, welches Gut höher steht. Man wird um solche Überlegungen allerdings dann nicht herumkommen, wenn durch Vereinsamung, fehlende Bildung und Arbeitslosigkeit nicht nur die Lebensqualität, sondern auch die Lebenserwartung derjenigen gesenkt wird, deren Leben durch die Schutzmaßnahmen zunächst gerettet werden. Dann steht Lebensrecht gegen Lebensrecht, und es bleibt nichts anderes übrig, als für die moralische Bewertung der Maßnahmen in konsequenzialistischer Manier die geretteten Lebensjahre mit den dafür geopferten Lebensjahren zu vergleichen. So ähnlich würden wir vermutlich argumentieren, wenn es um die Frage geht, warum bestimmte Verkehrsregeln für Rettungswagen im Einsatz außer Kraft gesetzt sind: Es ist sehr viel wahrscheinlicher, dass jemandes Leben durch die schnelle Fahrt mit Blaulicht und Martinshorn gerettet wird, als dass jemand durch sie ums Leben kommt.

Dieselben Abwägungsüberlegungen können uns auch dazu bringen, bestimmte Maßnahmen *nicht* gutzuheißen. Zur Minimierung der Verkehrstoten würden wir nicht so weit gehen, den motorisierten Verkehr völlig zu verbieten, obwohl dadurch die Zahl der Verkehrstoten gegen Null gehen würde. Damit würden wir aber auch auf die mit dem motorisierten Straßenverkehr verbundene Mobilität verzichten, *de facto* die Freizügigkeit der Bürger einschränken und den überregionalen Warenaustausch deutlich erschweren.

Ganz allgemein kann nicht jedes Risiko vermieden werden: Nur wer tot ist, kann nicht mehr sterben. Und eine Maßnahme wird nicht schon dadurch gerechtfertigt, dass sie einem guten Ziel dient. Denn jede Maßnahme hat Risiken und Nebenwirkungen, und es gibt eine Vielzahl von Gütern, die in Konkurrenz miteinander stehen können. Das alles muss berücksichtigt werden. Das Unterbinden von Kundenverkehr und das Abschotten von Heimbewohnern schützen vor Infektionen, führen aber zu wirtschaftlicher Not und Einsamkeit. Beides ist auf Dauer nicht tragfähig.

Oft sind es aber gar nicht die großen wirtschaftlichen oder existenziellen Konsequenzen, die den Protest auslösen. Vielmehr ist es oft einfach der Zwang zum Tragen einer Mund-Nasen-Bedeckung, der auf Ablehnung stößt. Ungewohnt und lästig, so wie einst der ungewohnte Sicherheitsgurt im Auto oder der Helm beim Mofa-Fahren. Und doch handelt es sich in all diesen Fällen nur um kleine Unannehmlichkeiten. Nur wenigen dürfte aus medizinischen Gründen das Tragen einer solchen Gesichtsmaske nicht zumutbar sein (und diese können durch ärztliche Atteste von der Pflicht zum Maskentragen entbunden werden), und vermutlich wird niemandes Leben durch das Tragen der Maske verkürzt. Hier steht also Leben gegen Unannehmlichkeit, und es scheint klar, welcher Wert bei diesem kleinlichen egoistischen Verweigern des Maskentragens gewinnt, zumal es hier vor allem um das Leben anderer geht. Denn die Maskenpflicht wird ja auch schon durch das Bedecken von Mund und Nase durch einen Schal oder ein Tuch erfüllt, die, so wie die meisten Masken, nicht so sehr den Träger vor einer Infektion durch seine Mitmenschen schützen, sondern die Mitmenschen vor einer Infektion durch den Träger.

Auch im Straßenverkehr haben wir Regeln, deren Einhalten vor allem die anderen Verkehrsteilnehmer schützt. Der Unterfahrschutz eines LKW verhindert, dass bei einem Auffahrunfall ein kleinerer PKW unter den LKW gerät und von diesem zerquetscht wird. Auch das Verbot des alkoholisierten Fahrens und das Tempolimit dienen, wie gesagt, primär dem Schutz anderer Verkehrsteilnehmer. Allerdings schützen sie zugleich auch den Fahrer selbst. Schals und sogenannte Alltagsmasken tragen allerdings nichts oder nur wenig zum Selbstschutz bei. Die Analogie zum Verbot des alkoholisierten Fahrens oder zum Tempolimit scheint somit unvollkommen zu sein.

Diese Lücke in der Analogie kann allerdings geschlossen werden, wenn das Maskentragen als kollektive Handlung verstanden wird. Denn auch wenn mein individuelles Maskentragen überwiegend die anderen schützt, ist es doch zugleich ein Beitrag zum kollektiven Maskentragen der Gruppe. Und das durch die Beteiligung aller zustande kommende kollektive Maskentragen schützt ebenso mich wie auch die anderen. Für die maskentragende Gruppe als kollektiven Akteur ist das Maskentragen daher auch ein wirksamer Selbstschutz.

Außerdem sollte man Verkehrsregeln wie Corona-Maßnahmen nicht nur als Einschränkungen unserer kleinen oder größeren Freiheiten, sondern auch als Ermöglicher verstehen. Das zeigt ein berühmtes Gedankenexperiment in der politischen Philosophie: In Thomas Hobbes' Krieg aller gegen alle verfügt jeder über unbegrenzte Freiheit, führt aber ein kurzes und elendiges Leben in beständiger Angst vor den anderen. Erst durch die Einschränkung der Freiheit und die freiwillige Einschränkung der eigenen Rechte durch ihre Übertragung an den Souverän wird, so Hobbes, ein gutes Leben möglich. In ähnlicher Weise würde ein anarchischer Straßenverkehr Mobilität eher verhindern als erlauben. Erst durch strikte Verkehrsregeln wird es möglich, schnell, sicher und zuverlässig von A nach B zu gelangen.

Für was sind aber die Corona-Maßnahmen Ermöglicher? Ihr explizites Ziel ist die Aufrechterhaltung aller »systemrelevanter« Aktivitäten – ein extrem vager Begriff, der vom Klopapier zur Energieversorgung ein weites Feld abdeckt, aber wohl genügend Aspekte unter sich fasst, die die meisten ermöglicht wissen wollen. Insbesondere wurde angestrebt, die Zahl der Infizierten so niedrig zu halten, dass alle Notfallpatienten, die eine intensivmedizinische Behandlung benötigen, diese auch erhalten können. In Zeiten der Pandemie gilt: Das Maskentragen stört nicht das Einkaufen, den Unterricht oder das Busfahren – es ermöglicht, diesen Tätigkeiten mit verringerter Infektionsgefahr nachzugehen. Wenn die Geschwindigkeitsbegrenzung nicht ausbremst, sondern gerade das Fließen des Verkehrs gewährleistet, dann sollte sie auch nicht als beengend wahrgenommen werden. Entsprechendes gilt für die Corona-Maßnahmen.

Viele Schutzmaßnahmen gegen die Verbreitung des Corona-Virus sind damit tatsächlich jenen Regelungen im Straßenverkehr analog, die zur Verhinderung von Verkehrstoten erlassen wurden. Wenn es angemessen war, das Rekordtief der Verkehrstoten als eine gute Nachricht zu sehen, die den Erfolg der Verkehrspolitik der letzten Jahrzehnte bestätigt, dann hat man mit dieser Analogie einen guten Grund an der Hand, auch die Corona-Maßnahmen positiv zu bewerten, denn diese haben im Sommer 2020 zu einem schnellen Rückgang der Neuinfektionen beigetragen. Ich habe mögliche Ursachen dafür benannt, warum die emotionale Reaktion auf die Corona-Maßnahmen angesichts niedriger Corona-Neuinfektionen anders ausfällt: Die Maßnahmen kamen plötzlich und in einem drastischen Ausmaß, so dass keine Zeit zur Gewöhnung blieb; die Maßnahmen hatten drastische existenzielle Folgen und griffen in wichtige Grundrechte ein. Solche Regelungen sollten daher nicht leichtfertig eingeführt und immer wieder auf ihre Angemessenheit geprüft werden. Die Analogie zu den Verkehrsregeln zeigt aber, dass es einen guten Grund für ihre moralische Rechtfertigung gibt – und dass die im Sommer 2020 erreichten niedrigen Infektionszahlen ein Grund zur Freude waren.

Frank Dietrich

Medizin am Limit: Wie umgehen mit Versorgungsengpässen in der Pandemie?

Die Covid-19-Pandemie hat im Frühjahr 2020 die Leistungsfähigkeit der Gesundheitssysteme vieler hoch entwickelter Industriegesellschaften massiv überfordert. So konnten beispielsweise in Italien, Spanien, Frankreich, Großbritannien und den USA dringend benötigte Intensivbehandlungen zeitweise nicht mehr bei allen Patient*innen durchgeführt werden. Für eine erhebliche Zahl von Infizierten mit schweren Krankheitsverläufen konnten lebensrettende Maßnahmen nicht eingeleitet werden, weil Beatmungsgeräte und Pflegekräfte fehlten. Die Ärzt*innen auf den Intensivstationen mussten extrem belastende Entscheidungen über die Aufnahme bzw. Ablehnung von Patient*innen treffen. Dabei standen sie vor der Herausforderung, einige Patient*innen zurückweisen und ihnen damit jegliche Chance, die Erkrankung zu überstehen, nehmen zu müssen.

In Deutschland konnte in der ersten Infektionswelle eine derart dramatische Zuspitzung durch die relativ erfolgreiche Eindämmung der Ansteckungen und den Ausbau der Versorgungskapazitäten vermieden werden. Im Oktober und November 2020 stiegen die Fallzahlen jedoch erneut stark an. Damit wuchs auch die Sorge, nicht mehr alle Patient*innen mit schweren Krankheitsverläufen intensivmedizinisch betreuen zu können.

In Anbetracht der skizzierten Problematik erscheint es dringend geboten, sich mit der Frage auseinanderzusetzen, wie mit einer Knappheit an lebensrettenden Therapien in der gegenwärtigen oder in anderen zukünftig noch zu erwartenden Pandemien umgegangen werden soll. Sowohl der Deutsche Ethikrat (DEth) als auch verschiedene ärztliche Gremien haben sich bereits mit der Priorisierung – d. h. der Behandlungsreihenfolge – von Patient*innen im Kontext der Covid-19-Pandemie befasst. Insbesondere die Bundesärztekammer (BÄK), die Deutsche Gesellschaft für Katastrophenmedizin (DGKM) und die Deutsche Interdisziplinäre Vereinigung für Intensiv- und Notfallmedizin (DIVI) haben Orientierungshilfen für die medizinischen Entscheidungsträger*innen veröffentlicht.

Die Allokation (Verteilung) von medizinischen Ressourcen, die nicht bedarfsdeckend verfügbar sind, wirft schwierige ethische Fragen auf. Diese Fragen sind nicht neu, denn angesichts stetig steigender Gesundheitskosten und des chronischen Mangels an Spenderorganen in der Transplantationsmedizin werden Rationierungsentscheidungen schon seit geraumer Zeit diskutiert (vgl. z. B. Gutmann/Schmidt 2002). Die jüngst publizierten Handlungsempfehlungen verdienen aber besondere Aufmerksamkeit, weil sie vermutlich einen starken Einfluss auf die ärztliche Praxis ausüben werden. Sie vermitteln einen Eindruck davon, welche Priorisierungsstrategie bei einer Knappheit an intensivmedizinischen Behandlungsplätzen im Rahmen der Covid-19-Pandemie oder möglicher zukünftiger Infektionsgeschehen zu erwarten wäre.

Im vorliegenden Beitrag werde ich die maßgeblichen Handlungsempfehlungen einer ethischen Analyse unterziehen. Zunächst werde ich im Sinne einer Vorklärung kurz auf das Verhältnis eingehen, in dem medizinisches Fachwissen und ethische Reflexion zueinander stehen. Sodann werde ich die zentralen Aussagen der Handlungsempfehlungen sowohl zur Ex-ante-Triage als auch zur Ex-post-Triage untersuchen. Als »Ex-ante-Triage« bezeichnet man Entscheidungen über die Zuweisung knapper Behandlungsplätze, die ausschließlich zwischen noch unversorgten Patient*innen getroffen werden; unter »Ex-post-Triage« versteht man Priorisierungen, die bereits aufgenommene Patient*innen in die Auswahl einbeziehen und unter Umständen Therapieabbrüche zugunsten neu eingetroffener Kranker verlangen. Die wichtigsten Ergebnisse meiner Überlegungen werde ich abschließend kurz resümieren.

Medizinisches Fachwissen und ethische Reflexion

Die Frage, nach welchen Kriterien die Zuteilung knapper intensivmedizinischer Ressourcen erfolgen soll, ist ethischer Natur. Medizinisches Fachwissen ist zwar unabdingbar, um den Kreis der Patient*innen zu bestimmen, für die eine Intensivtherapie überhaupt indiziert ist. Ferner kann ärztliche Expertise erforderlich sein, um manche der Kriterien anwenden zu können, die für die Festlegung einer Behandlungsreihenfolge intensivpflichtiger Personen vorgeschlagen werden. So setzt z. B. die in den Handlungsempfehlungen geforderte Orientierung an der »klinischen Erfolgsaussicht« eine medizinische Beurteilung der individuellen Überlebenschancen voraus (andere Kriterien, mit deren Hilfe eine Reihenfolge unter den Patient*innen festgelegt werden kann, wie z. B. der Zeitpunkt ihres Eintreffens in der Klinik, erfordern kein medizinisches Fachwissen). Die Entscheidung, nach welchen Kriterien sich der Zugang zu einer möglicherweise lebensrettenden Intensivtherapie richten soll, kann aber nur auf ethischer Grundlage getroffen werden.

Das medizinische Fachwissen, über das die oben genannten ärztlichen Gremien verfügen, verleiht ihnen somit keine besondere Kompetenz in Fragen der Priorisierung. Ihre Initiative verdient zwar insofern Anerkennung, als sie auf ein drängendes Problem des medizinischen Personals reagiert. Da der Gesetzgeber bislang keine rechtlichen Vorgaben für die Triage erlassen hat, bleiben die Ärzt*innen bei den schwierigen Allokationsentscheidungen, die sie zu treffen haben, auf sich allein gestellt. Die Vorschläge, die die DIVI und andere Organisationen unterbreitet haben, bemühen sich, Handlungsorientierung in einer Situation großer Unsicherheit zu geben. Eigentlich geboten wäre aber aus meiner Sicht eine breite öffentliche Debatte über den Umgang mit lebensbedrohender Knappheit, die in einen parlamentarischen Gesetzgebungsprozess münden sollte. Die Philosophie kann in einem solchen Diskussionsprozess einen wichtigen Beitrag zum Verständnis der ethischen Probleme und zur Analyse der unterschiedlichen Positionen leisten.

Die ethische Reflexion darf allerdings nicht mit dem Anspruch überfrachtet werden, eine objektiv richtige Lösung auszuweisen, der alle zustimmen müssen. Die Zuteilung von Überlebenschancen ist mit grundlegenden Wertkonflikten und schwierigen Abwägungsfragen verbunden, die »vernünftige Meinungsverschiedenheiten« in der Bevölkerung erwarten lassen. Die ethische Analyse kann aber dabei helfen, die wichtigsten Prinzipien zu identifizieren, die als Richtschnur für die Zuteilung knapper medizinischer Ressourcen in Betracht kommen. Ferner kann sie die wesentlichen Argumente herausarbeiten, die sich für bzw. gegen konkurrierende Triage-Regeln anführen lassen. Schließlich kann sie mögliche Konsequenzen erläutern, die die Umsetzung der einzelnen Zuteilungsmechanismen mit sich bringt. Dadurch ermöglicht sie, alternative Regelungen miteinander zu vergleichen und eine wohlbegründete Entscheidung über den Umgang mit Versorgungsengpässen zu treffen.

Ex-ante-Triage

Die maßgeblichen Handlungsempfehlungen betrachten die Ex-ante-Triage als Ultima Ratio in einer Situation extremer Knappheit. Sie fordern übereinstimmend, zunächst die vorhandenen Behandlungsmöglichkeiten, etwa durch die Verlegung von Patient*innen, so weit wie möglich auszuschöpfen. Zudem sollen die Willenserklärungen von Menschen, die keine Intensivtherapie mehr in Anspruch nehmen wollen, respektiert und medizinisch sinnlose Behandlungen unterlassen werden. Wenn die Priorisierung von Patient*innen dennoch nicht vermieden werden kann, sollen sich die Auswahlentscheidungen am »Kriterium der klinischen Erfolgsaussicht« orientieren. Dadurch soll das Ziel erreicht werden, mit knappen medizinischen Mitteln die »meisten Menschenleben zu retten« bzw. »die Anzahl vermeidbarer Todesfälle [zu] minimieren« (vgl. BÄK 2020, S. 2; DIVI 2020, S. 5). In der Verlautbarung der DIVI (2020, S. 4) heißt es in diesem Zusammenhang: »Vorrangig werden [...] diejenigen Patienten intensivmedizinisch behandelt, die durch diese Maßnahmen eine höhere Überlebenswahrscheinlichkeit haben.« (Vgl. DGKM 2020, S. 6.)

Betrachtet man das Kriterium der klinischen Erfolgsaussicht näher, fällt zunächst auf, dass es unterschiedliche Lesarten zulässt. Zur Illustration mag eine Situation dienen, in der zwei Patienten um den letzten verfügbaren Behandlungsplatz auf der Intensivstation konkurrieren. Patient A hat ohne Intensivbeatmung eine Überlebenswahrscheinlichkeit von 10 Prozent, die auf 50 Prozent steigt, wenn er die benötigte Therapie erhält. Patient B hat auf der Allgemeinstation eine Überlebenswahrscheinlichkeit von 50 Prozent, die sich durch die Einleitung intensivtherapeutischer Maßnahmen auf 80 Prozent erhöht. Für die Bevorzugung von Patient A bei der Aufnahme auf die Intensivstation spricht die Steigerung seiner Überlebenswahrscheinlichkeit um 40 Prozent gegenüber nur 30 Prozent bei Patient B. Für die Priorisierung von Patient B lässt sich auf die insgesamt höhere Überlebenswahrscheinlichkeit von 80 Prozent – gegenüber nur 50 Prozent bei Patient A – verweisen.

Die Handlungsempfehlungen machen nicht deutlich, ob sich Auswahlentscheidungen nach dem Zugewinn an Überlebenswahrscheinlichkeit oder der absolut höheren Überlebenswahrscheinlichkeit richten sollen. Beide Optionen sind sinnvolle Interpretationen des Kriteriums der klinischen Erfolgsaussicht, die eine gewisse Plausibilität für sich beanspruchen können. Auch aus dem erklärten Ziel, eine möglichst große Anzahl von Menschenleben zu retten, lässt sich kein eindeutiger Rückschluss auf eine der beiden Lesarten ziehen.[1] Insofern bleibt der Vorschlag zur Regelung der Ex-ante-Triage, den die DIVI und andere medizinische Gremien unterbreitet haben, in einer wichtigen Hinsicht klärungsbedürftig. Wenn die beiden Deutungsmöglichkeiten – wie in dem angeführten Beispiel – zu unterschiedlichen Bewertungen führen, bieten die Handlungsempfehlungen den betroffenen Ärzt*innen keine Entscheidungshilfe.

Ein weiteres Problem, das das Kriterium der klinischen Erfolgsaussicht aufwirft, betrifft die zeitliche Dimension, in der die Überlebensperspektive der Patient*innen betrachtet werden soll. Zur Veranschaulichung stelle man sich eine Situation vor, in der zwei Patientinnen um einen Behandlungsplatz konkurrieren, die beide ohne Intensivtherapie nur eine geringe Überlebenschance haben. Für die Patientin C wird die Überlebenswahrscheinlichkeit, wenn sie Zugang zu einem Behandlungsplatz erhält, auf 90 Prozent, für die Patientin D auf nur 50 Prozent geschätzt. Für die Patientin D wird im Erfolgsfall jedoch eine Lebenserwartung von zehn Jahren prognostiziert, während für die Patientin C nur eine Lebenserwartung von einem Jahr angenommen wird. Wenn es ausschließlich auf das unmittelbare Überleben der Covid-19-Infektion ankommen soll, gebührt Patientin C der Vorzug. Bemisst sich die klinische Erfolgsaussicht je-

---

1 Die Interpretation ist unklar, weil die Wahrscheinlichkeit, dass beide Patienten überleben, höher ist, wenn Patient A den Vorzug erhält (pA 0.25 > pB 0.08), während die Wahrscheinlichkeit, dass mindestens einer der beiden Patienten überlebt, größer ist, wenn Patient B priorisiert wird (pA 0.75 < pB 0.82).

doch nach den langfristig zu realisierenden Lebensjahren, spricht viel dafür, Patientin D zu bevorzugen. Denn der Zugewinn an Lebensjahren ist für D – wenn auch weniger wahrscheinlich – wesentlich höher als für C.[2]

Die Handlungsempfehlungen räumen die Möglichkeit, die längerfristige Lebensperspektive bei Priorisierungsentscheidungen zu berücksichtigen, nicht oder nur sehr begrenzt ein.

Die DIVI hat die in der ersten Version ihrer Stellungnahme erhobene Forderung, Patient*innen vorrangig zu behandeln, »die dadurch eine höhere Überlebenswahrscheinlichkeit bzw. eine bessere Gesamtprognose (auch im weiteren Verlauf) haben«, korrigiert. Vermutlich um Missverständnisse hinsichtlich der zeitlichen Ausdehnung der Gesamtprognose zu vermeiden, spricht sie in der zweiten Fassung nur noch von der Wahrscheinlichkeit, die aktuelle Covid-19-Infektion zu überleben (DIVI 2020, S. 4). Aufschlussreich ist ferner die Einschätzung der BÄK (2020, S. 2), es sei wesentlich, »dass die Perspektive von Erfolgsaussichten zeitlich und inhaltlich nicht so weit über den unmittelbaren Behandlungskontext hinaus ausgeweitet wird, dass sich daraus ein pauschaler Ausschluss bestimmter Patientengruppen ergibt.«

Das leitende Motiv für die Beschränkung der klinischen Erfolgsaussicht auf das unmittelbare Überleben der Covid-19-Infektion liegt vermutlich in dem Bestreben, jede Form der Diskriminierung zu vermeiden. Alle eingangs genannten Stellungnahmen lehnen eine Schlechterstellung von Patient*innen aufgrund von Alter (oder Behinderung, sozialem Status usw.) ausdrücklich ab (vgl. BÄK 2020, S. 2; DEth 2020, S. 3 f.; DGKM 2020, S. 3; DIVI 2020, S. 5). Würde die längerfristige Überlebensdauer in der Priorisierungsentscheidung berücksichtigt, hätten ältere Menschen einen gravierenden Nachteil. Da ihre Lebenserwartung – statistisch betrachtet – niedriger ist als die Lebenserwartung jüngerer Menschen, hätten sie geringere Chancen, eine Intensivtherapie zu erhalten. Allerdings bedarf die Verkürzung der »klinischen Erfolgsaussicht« auf die unmittelbare Bewältigung

---

2 Unter der Annahme, dass alle projizierten Lebensjahre den gleichen Wert haben, übersteigt der Erwartungsnutzen von D ($0.5 \times 10 = 5$) den Erwartungsnutzen von C ($0.9 \times 1 = 0.9$) deutlich.

der Covid-19-Infektion meines Erachtens weiterer Diskussion. Immerhin spricht der Grundgedanke des klinischen Erfolgs dafür, auch die zeitliche Dauer der Gesundheit, die sich mit den verfügbaren medizinischen Mitteln erzielen lässt, in den Blick zu nehmen.

Da Diskriminierung immer eine Ungleichbehandlung bedeutet, erscheint es sinnvoll, zunächst kurz auf das Ideal der Gleichbehandlung einzugehen. Offenkundig kann in einer Situation der Knappheit nicht jeder Covid-19-Infizierte, der eine Beatmungstherapie benötigt, die gleichen medizinischen Ressourcen zugeteilt bekommen. Sehr wohl möglich wäre aber, allen Patient*innen mit intensivmedizinischer Indikation mithilfe eines Zufallsverfahrens gleiche Chancen auf eine Beatmungstherapie zu gewähren. So könnte die Priorisierung z. B. auf der Grundlage einer Losentscheidung oder eines Münzwurfs erfolgen. In den Handlungsempfehlungen, die die verschiedenen ärztlichen Gremien ausgesprochen haben, findet das Ideal der Chancengleichheit jedoch keine Berücksichtigung. Die DGKM (2020, S. 8) wertet Losverfahren und die »First come – first serve«-Regel explizit als Willkürentscheidungen, die den Anforderungen eines fairen, sachlich begründeten und nachvollziehbaren Verfahrens nicht genügen. Da die unmittelbare Überlebenswahrscheinlichkeit über die Aufnahme auf die Intensivstation entscheidet, haben nicht alle Kranken mit schweren Infektionsverläufen die gleiche Chance, die dringend benötigte Beatmungstherapie zu erhalten. Eine Gleichbehandlung wird nur in dem (schwächeren) Sinne gewährleistet, dass die Überlebenswahrscheinlichkeit ohne Ansehen der Person – also z. B. für reiche und arme Menschen gleichermaßen – den Ausschlag gibt.

Die Beschränkung der Erfolgsbewertung auf das unmittelbare Überleben der Covid-19-Infektion lässt sich als Kompromiss innerhalb einer Position verstehen, die die Konsequenzen ärztlicher Entscheidungen in den Mittelpunkt stellt. Auf die Berücksichtigung der gesamten Handlungsfolgen einschließlich der noch zu realisierenden Lebensjahre wird verzichtet, um altersdiskriminierende Effekte zu vermeiden. Individuelle Schutzansprüche dienen dabei als eine Art Schranke, die der Orientierung am Ziel, die »meisten Menschenleben zu retten«, Grenzen setzt (vgl. Duffner/Schöne-Seifert 2019, S. 34 f.).

Im Folgenden möchte ich Zweifel anmelden, ob sich eine auf die unmittelbare Überlebenswahrscheinlichkeit verkürzte Interpretation des Kriteriums der klinischen Erfolgsaussicht überzeugend begründen lässt. Meines Erachtens sprechen drei Gründe dagegen, die längerfristige Lebenserwartung zum Schutz vor Altersdiskriminierung auszublenden:[3]

Erstens stellt eine Priorisierung von Patient*innen nach der wahrscheinlichen Lebenserwartung keine Altersrationierung im engeren Sinne dar. Bei einer Altersrationierung werden entweder feste Altersgrenzen für die Zuteilung medizinischer Ressourcen bestimmt oder die Behandlungsreihenfolge der Kranken nach ihrem Alter festgelegt. Hingegen ist die Einbeziehung der Lebenserwartung in die Beurteilung der klinischen Erfolgsaussicht nur indirekt mit dem Alter verknüpft. Zwar besteht ein unbestreitbarer statistischer Zusammenhang zwischen Alter und Lebenserwartung, und in den meisten Konkurrenzsituationen würden jüngere Patient*innen ältere ausstechen. Doch liegt die eigentliche Begründung für die Priorisierungsentscheidung nicht in der bereits verstrichenen, sondern in der noch zu realisierenden Lebenszeit. Zudem kann in seltenen Fällen die Lebenserwartung eines älteren Menschen die eines jüngeren, der z. B. unheilbar an Krebs erkrankt ist, übertreffen.

Zweitens ist eine indirekte Schlechterstellung älterer Menschen bereits dann zu erwarten, wenn die Priorisierung auf Grundlage der kurzfristigen Überlebenswahrscheinlichkeit erfolgt. Für die Einschätzung der Überlebenswahrscheinlichkeit spielen das Vorhandensein schwerer Komorbiditäten und die allgemeine Gebrechlichkeit, beurteilt nach dem »Clinical Frailty Scale«, eine zentrale Rolle (vgl. DIVI 2020, S. 7, 13). In der Regel weisen Menschen in einem hohen Lebensalter mehr Vorerkrankungen auf und befinden sich in einem schlechteren Allgemeinzustand als jüngere Menschen. Folglich wirkt sich bereits eine Orientierung am Kriterium der unmittelbaren Über-

---

3 Auf die mögliche Berücksichtigung der zu erwartenden Lebensqualität kann im Rahmen des vorliegenden Essays nicht näher eingegangen werden. Zumindest implizit finden sich qualitative Werturteile bereits in den aktuellen Handlungsempfehlungen. So befindet etwa die DIVI (2020, S. 3), dass »eine Intensivtherapie nicht indiziert [ist], wenn […] ein Überleben an den dauerhaften Aufenthalt auf der Intensivstation gebunden wäre.«

lebenswahrscheinlichkeit nachteilig auf die Gruppe der älteren Patient*innen aus. Wenn aber hier die indirekten negativen Effekte nicht als Altersdiskriminierung gewertet werden, bleibt unklar, was gegen die Einbeziehung der Lebenserwartung spricht.

Drittens weist das Alter eine Besonderheit auf, die es von anderen Diskriminierungsmerkmalen unterscheidet. Bei typischen Diskriminierungsmerkmalen wie Hautfarbe oder Geschlecht ist die Gruppenzugehörigkeit festgelegt, d. h., die Schlechterstellung trifft immer denselben Personenkreis. Hingegen verändert sich die Zugehörigkeit zu Altersgruppen im Laufe des Lebens; auch die heute Jungen werden, wenn sie Glück haben, später zu den Alten zählen. Zumindest wenn die Maßnahmen, die ältere Menschen systematisch schlechter stellen, über einen hinreichend langen Zeitraum in Kraft bleiben, betreffen sie alle Gesellschaftsmitglieder gleichermaßen. Insofern liefert die Vermeidung einer indirekten Benachteiligung älterer Menschen einen weniger starken Grund, von einer umfassenden Folgenbewertung abzusehen, als andere Diskriminierungstatbestände.

Ex-post-Triage

Die bisherigen Überlegungen haben sich ausschließlich auf Priorisierungsentscheidungen zwischen Patient*innen bezogen, die noch nicht auf der Intensivstation behandelt werden. Die Handlungsempfehlungen sehen jedoch überwiegend vor, auch Patient*innen in die Auswahl einzubeziehen, deren Intensivtherapie bereits begonnen hat. So heißt es in der Stellungnahme der DIVI (2020, S. 4): »Die Priorisierung soll immer alle Patienten einschließen, die der Intensivbehandlung bedürfen, unabhängig davon, wo sie gerade versorgt werden (Allgemeinstation, Notaufnahme/Intermediate-Care Station oder Intensivstation).« (Vgl. BÄK 2020, S. 2; DGKM 2020, S. 6.) Für den Vorschlag, die Allokation knapper Behandlungsplätze unter allen intensivpflichtigen Patient*innen vorzunehmen, lassen sich starke Fairnessgründe ins Feld führen. Patient*innen allein aufgrund der bereits erfolgten Aufnahme auf die Intensivstation privilegierten Zugang zu einer lebensrettenden Therapie zu gewähren, erscheint willkürlich. Der momentane Aufenthaltsort ist ein moralisch irrelevanter Faktor, der eine Vorzugsbehandlung nicht zu rechtfertigen vermag. Wie alle hier betrachteten Handlungsempfehlungen hervorheben, spricht das Gebot der Fairness auch dagegen, Priorisierungsentscheidungen auf die Gruppe der Covid-19-Infizierten zu beschränken.

Die möglichen Konsequenzen der empfohlenen Ex-post-Triage lassen sich an einer Situation veranschaulichen, in der zwei Patienten um einen intensivmedizinischen Behandlungsplatz konkurrieren. Patient E, dessen Überlebenswahrscheinlichkeit anfänglich auf 50 Prozent geschätzt wurde, befindet sich bereits seit drei Tagen auf der Intensivstation. Obwohl sich seine Überlebenswahrscheinlichkeit durch die eingeleiteten Maßnahmen auf 60 Prozent verbessert hat, weist er den schlechtesten Wert unter allen Intensivpatient*innen auf. Dem neu eingelieferten Patienten F wird hingegen eine Überlebenswahrscheinlichkeit von 80 Prozent attestiert, wenn er schnell Zugang zu einem Beatmungsgerät erhält. Nach den Vorstellungen der DIVI ist aus Fairnessgründen eine gleiche Berücksichtigung aller intensivpflichtigen Patient*innen geboten. Folglich muss die intensivmedizinische Behandlung von Patient E beendet und sein Platz für Patient F frei gegeben werden.

Die Handlungsempfehlungen, die die DIVI und andere ärztliche Gremien ausgesprochen haben, sehen sich erheblichen rechtlichen Bedenken ausgesetzt. Das Unterlassen einer lebensrettenden Behandlung ist in einer Situation absoluter Knappheit, in der nicht allen Patient*innen geholfen werden kann, grundsätzlich zulässig. Eine Strafbarkeit liegt nur dann vor, wenn Auswahlentscheidungen auf der Grundlage eindeutig diskriminierender Kriterien, wie z. B. dem sozialen Status, getroffen werden. Hingegen stellt der Abbruch einer bereits begonnenen Therapie, der gegen den expliziten bzw. mutmaßlichen Willen der Patient*in erfolgt, eine strafbare Tötung oder Körperverletzung dar (vgl. Rönnau/Wegner 2020, S. 406). Daher ist für die behandelnden Ärzt*innen, obschon ihnen der Deutsche Ethikrat (2020, S. 4) die »entschuldigende Nachsicht der Rechtsordnung« verheißt, eine Orientierung an den Handlungsempfehlungen mit ernsten Risiken verbunden.

Zudem haben Rönnau/Wegner (2020, S. 406) den Fairnessüberlegungen, auf die sich Befürworter einer Ex-post-Triage berufen, die sicherheitsstiftende Funktion des Prinzips »Wer hat, der hat!« entgegengehalten. Patient*innen, die sich bereits auf der Intensivstation befinden, müssten andernfalls in ständiger Angst leben, ihren Behandlungsplatz wieder zu verlieren. Die ihnen zugemutete Ungewissheit sei deshalb besonders gravierend, weil sich bei ihnen die Hoffnung auf Überleben »schon verdichtet« habe.

Dieses Argument kann aus zwei Gründen nicht überzeugen. Erstens werden die betroffenen Intensivpatient*innen in ein künstliches Koma versetzt, das ihnen nicht ermöglicht, ihre Situation bewusst zu erleben. Die Unsicherheit, die ihnen die Ex-post-Triage zumutet, kann sich daher nicht negativ auf ihr subjektives Wohlbefinden auswirken. Zweitens blendet das Argument die Ängste aller Covid-19-Infizierten, die sich noch außerhalb der Intensivstation befinden, vollständig aus. Für sie erhöht die Orientierung an dem Prinzip »Wer hat, der hat!« die Ungewissheit erheblich, ob ihnen im Bedarfsfall eine lebensrettende Intensivtherapie zur Verfügung steht.

Das eigentliche Problem der Ex-post-Triage liegt meines Erachtens in den außerordentlichen Anforderungen, die sie an das medizinische Personal stellt. Üblicherweise fühlen sich Ärzt*innen in besonderem Maße für das Leben und die Gesundheit der Patient*innen verantwortlich, die ihnen anvertraut worden sind. Ihre Anstrengungen richten sich nicht auf das Erreichen eines übergeordneten Ziels des Gesundheitssystems, sondern auf das Wohl der Personen, die sie konkret vor Augen haben. Die Handlungsempfehlungen verlangen von ihnen, Patient*innen, deren Behandlung sie schon begonnen haben, gegen andere, ihnen noch unbekannte Patient*innen auszutauschen, die eine höhere Überlebenswahrscheinlichkeit aufweisen. Wenn die eigenen Patient*innen noch Genesungschancen haben oder sich sogar wie im obigen Beispiel auf dem Wege der Besserung befinden, dürfte die Beendigung der Therapie hohe psychische Belastungen mit sich bringen.

Die Handlungsempfehlungen bürden Ärzt*innen die Rolle einer Richter*in auf, die eine unparteiische (faire) Entscheidung zwischen allen Personen trifft, die Behandlungsbedarf haben. Ihre übliche (und meines Erachtens angemessene) Rolle entspricht aber eher der einer Anwält*in, die primär die Interessen ihrer Klient*innen verfolgt (vgl. Holm 2011, S. 93; Truog [u. a.] 2020, S. 1974). Für die Arbeit der

Ärzt*innen ist es wichtig, sich für ihre eigenen Patient*innen einsetzen und sich mit ihrem Behandlungserfolg identifizieren zu können. Daher sollten sie möglichst weitgehend von der Verantwortung für das Erreichen übergeordneter Verteilungsziele entlastet werden. Auch für den Aufbau einer vertrauensvollen Arzt-Patienten-Beziehung ist es nachteilig, wenn die Ärzt*innen Ausschlussentscheidungen treffen müssen. Die Bereitschaft, sich ihnen anzuvertrauen, dürfte tendenziell sinken, wenn die Offenlegung von Informationen – etwa über Vorerkrankungen – den eigenen Interessen schaden kann (vgl. Holm 2011, S. 95 f.). Truog [u. a.] (2020, S. 1974) schlagen die Einrichtung von »Triage-Kommissionen« vor, die anstelle der Ärzt*innen die Priorisierung vornehmen sollen. Solche übergeordneten Gremien wären aber entscheidend auf die Zuarbeit der Ärzt*innen angewiesen, die ihnen die maßgeblichen Informationen zur Verfügung stellen müssten.

Insgesamt sprechen aus meiner Sicht gewichtige Gründe dagegen, eine Ex-post-Triage im Rahmen der Covid-19-Pandemie zu praktizieren. Neben den außergewöhnlichen Belastungen, die für Ärzt*innen und Pflegepersonal mit dem Austausch von Patient*innen verbunden sind, gilt es weitere negative Folgen zu berücksichtigen. Eine Behandlungsbeendigung zugunsten Dritter bricht sehr grundsätzlich mit etablierten Versorgungsstandards in der Medizin und dürfte zu einer erheblichen Verunsicherung in der Bevölkerung führen. Die Entfernung von Patient*innen aus der Intensivstation, die noch signifikante Überlebenschancen besitzen, birgt zudem ein nicht zu unterschätzendes Skandalpotenzial, das die Reputation des Gesundheitssystems insgesamt zu beschädigen droht. Gerade in der Covid-19-Pandemie, die eine bisher unbekannte Herausforderung darstellt und vielerlei Ängste verursacht, sind die medizinischen Einrichtungen aber auf ein hohes Maß an Vertrauen angewiesen, um ihre Aufgaben wahrnehmen zu können. Meines Erachtens können daher die Fairnesserwägungen, die in den Handlungsempfehlungen geltend gemacht werden, die Nachteile der Ex-post-Triage nicht aufwiegen.

Resümee

Die Untersuchung der Handlungsempfehlungen zum Umgang mit Versorgungsengpässen in der Covid-19-Pandemie hat im Wesentlichen zwei Ergebnisse erbracht. Hinsichtlich der Ex-ante-Triage habe ich Bedenken gegen die »halbherzige« Berücksichtigung von Handlungsfolgen geäußert, die in den Vorschlägen der DIVI und anderer Organisationen zum Ausdruck kommt. Meines Erachtens lässt sich die Verkürzung des Kriteriums der klinischen Erfolgsaussicht auf die unmittelbaren Überlebenschancen der Patient*innen nicht schlüssig mit dem Ziel begründen, eine Altersdiskriminierung vermeiden zu wollen. Wenn sich die Priorisierung überhaupt an einem Erfolgskriterium orientieren soll, dann spricht viel dafür, auch die längerfristige Überlebensdauer in die Folgenabwägung einzubeziehen. Damit ist freilich noch nichts über die grundlegende Kontroverse mit Konzeptionen gesagt, die ein anspruchsvolles Ideal der Chancengleichheit vertreten, das z.B. durch Losentscheidungen realisiert werden kann. Aus der Analyse der Handlungsempfehlungen lässt sich nur die – den Streit nicht entscheidende – Beobachtung gewinnen, dass Zufallsverfahren im medizinischen Diskurs entweder ignoriert oder explizit abgelehnt werden.

In Hinblick auf die Ex-post-Triage habe ich auf das Spannungsverhältnis aufmerksam gemacht, in dem die Fairnessüberlegungen, die den Handlungsempfehlungen zugrunde liegen, zum etablierten Rollenverständnis der Ärzt*innen stehen. Zwar wohnt der Praxis, Patient*innen nur deshalb vor Konkurrenz um knappe Behandlungsressourcen zu schützen, weil ihre Therapie schon begonnen hat, zweifellos ein Element der Unfairness inne. Die Forderung an die Ärzt*innen, eine völlig unparteiische Haltung einzunehmen und gegebenenfalls Patient*innen preiszugeben, für die sie Verantwortung tragen, geht jedoch mit erheblichen psychischen Belastungen für die Entscheider einher. Zudem dürfte auch die Vertrauensbeziehung, auf der eine erfolgreiche Behandlung beruht, Schaden nehmen, wenn Patient*innen ihre Ärzt*innen als Rationierungsagent*innen wahrnehmen. Daher erscheint es gerechtfertigt, Fairnesserwägungen zurückzustellen und auf die Einbeziehung von bereits begonnenen Intensivtherapien in Priorisierungsentscheidungen zu verzichten.

Literaturhinweise

Bundesärztekammer (2020): Orientierungshilfe der Bundesärztekammer zur Allokation medizinischer Ressourcen am Beispiel der SARS-CoV-2-Pandemie im Falle eines Kapazitätsmangels. Online: https://www.bundesaerzte kammer.de/fileadmin/user_upload/downloads/pdf-Ordner/Stellung nahmen/BAEK_Allokationspapier_05052020.pdf

Deutsche Gesellschaft für Katastrophenmedizin (2020): Covid-19-Pandemie. Medizinische und ethische Aspekte bei der Verteilung knapper Ressourcen und der Triage-Situation. 6. 4. 2020. Online: https://www.dgkm.org/sites/default/files/Covid-19_DGKM.pdf

Deutsche Interdisziplinäre Vereinigung für Intensiv- und Notfallmedizin (2020): Entscheidungen über die Zuteilung intensivmedizinischer Ressourcen im Kontext der COVID-19-Pandemie. Version 2. Klinisch-ethische Empfehlungen. 17. 4. 2020. Online: https://www.divi.de/joomlatools-files/docman-files/publikationen/covid-19-dokumente/200417-divi-covid-19-ethik-empfehlung-version-2.pdf

Deutscher Ethikrat (2020): Solidarität und Verantwortung in der Corona-Krise. Ad-hoc Empfehlung. 27. 3. 2020. Online: https://www.ethikrat.org/file admin/Publikationen/Ad-hoc-Empfehlungen/deutsch/ad-hoc-empfehlung-corona-krise.pdf

Duffner, Annette / Schöne-Seifert, Bettina: Die Rettung der größeren Anzahl: Eine Debatte um Grundbausteine ethischer Normenbegründung. In: Zeitschrift für Praktische Philosophie 6 (2019) S. 15–42.

Gutmann, Thomas / Schmidt, Volker H. (Hrsg.): Rationierung und Allokation im Gesundheitswesen. Weilerswist 2002.

Holm, Søren: Can ›Giving Preference to My Patients‹ be Explained as a Role Related Duty in Public Health Care Systems? In: Health Care Analysis 19 (2011) S. 89–97.

Rönnau, Thomas / Wegner, Killian: Grundwissen – Strafrecht: Triage, Juristische Schulung 60 (2020) S. 403–407.

Truog, Robert D. [u. a.]: The Toughest Triage – Allocating Ventilators in a Pandemic. In: New England Journal of Medicine 382 (2020) S. 1973–1975.

Der letzte Zugriff auf alle zitierten Internetquellen erfolgte am 18.12.2020.

Sebastian Schmidt

Wie vernünftig sind Verschwörungstheoretiker?
Corona und intellektuelles Vertrauen

Die moderne Psychologie malt ein düsteres Bild von unseren intellektuellen Fähigkeiten. Wir sind offenbar alle in hohem Maße dogmatisch, da wir zum Bestätigungsfehler neigen: Wir achten insbesondere auf solche Informationen, die unsere Überzeugungen weiter bestärken, und ignorieren Informationen, die ihnen zuwiderlaufen. Wir sind aber scheinbar auch alle sehr leichtgläubig: Wir glauben beispielsweise oftmals etwas, nur um bei anderen gut anzukommen. Zudem sind wir voller Vorurteile gegenüber unseren Mitmenschen aufgrund von deren Geschlecht oder Hautfarbe – und diese Vorurteile sind häufig implizit: Sie sind uns nicht ohne Weiteres zugänglich, bestimmen aber unser Verhalten mit. Und wenn wir kognitive Dissonanz erfahren, weil wir beispielsweise merken, dass wir einige Tiere lieben, andere aber essen, dann vermeiden wir lieber den Aufwand, der nötig wäre, um unser Verhältnis zu Tieren grundsätzlich zu überdenken, und verharren stattdessen in überkommenen Verhaltensmustern. Kurz: Die Psychologie führt uns anscheinend vor Augen, dass wir viel häufiger irrational sind, als wir bisher dachten und als uns lieb ist.

Während der Corona-Krise erleben wir ein wahres Feuerwerk derartiger kognitiver Fehler: vom Verdrängen einer drohenden Pandemie über rassistische Vorurteile gegenüber Menschen mit asiatischer Herkunft bis hin zur selektiven und verfälschten Darstellung wissenschaftlicher Erkenntnisse. Wir werden derzeit, so scheint es, gnadenlos mit menschlicher Irrationalität konfrontiert. Wenn alle derart irrational sind, dürfen wir dann überhaupt noch irgendjemandem – geschweige denn uns selbst – Glauben schenken? Und nützt es überhaupt noch etwas, miteinander in einen rationalen Diskurs zu treten? Die Corona-Krise, so die Ausgangsthese dieses Essays, stellt uns auch vor eine Krise des intellektuellen Vertrauens. Letztere Krise ist nicht erst durch die Pandemie entstanden. Vielmehr sehen wir durch Corona deutlicher, wie tief wir bereits in sie verwickelt sind. Im Folgenden möchte ich zeigen, wie wir die Ergebnisse der Psychologie philosophisch *interpretieren* müssen, um zu sehen, inwiefern wir einander noch intellektuelles Vertrauen schenken dürfen. Dieser Aufgabe der Philosophie möchte ich mich in diesem Essay vor dem Hintergrund der Pandemie widmen.

Zunächst werde ich etwas genauer diskutieren, wie Corona die Krise des intellektuellen Vertrauens sichtbarer gemacht hat. Dabei werde ich insbesondere Verschwörungstheorien über Corona in den Blick nehmen, die einerseits ein wesentlicher Ausdruck von Misstrauen sind, andererseits auch zu Misstrauen gegenüber Verschwörungstheoretikern und Menschen führen, die mit Verschwörungstheorien sympathisieren. Anschließend zeige ich am Beispiel des Bestätigungsfehlers auf, dass die kognitiven Mechanismen, die zu verschwörungstheoretischem Denken führen, manchmal gar kein Anzeichen von Irrationalität sind. Mein Fazit wird daher lauten, dass Verschwörungstheoretiker durchaus vernünftiger sein können, als wir auf den ersten Blick annehmen, und dass Menschen überhaupt weniger irrational sind, als es uns die psychologische Forschung nahelegt. Dies zu sehen, kann uns dabei helfen, unsere intellektuelle Gemeinschaft durch wechselseitiges Vertrauen zu stärken und dadurch andere Krisen – insbesondere die Klimakrise – gemeinsam zu meistern.

Die Krise des intellektuellen Vertrauens

Vertrauen ist ein wichtiger Baustein menschlicher Beziehungen. Wenn man seiner Partnerin oder seinen Freunden nicht vertrauen kann, dann leiden diese Beziehungen darunter. Je nachdem, wie stark das Misstrauen ist, werden Beziehungen deshalb oft beendet. Im Folgenden möchte ich eine spezielle *Art* des Vertrauens in den Blick rücken, nämlich *intellektuelles* Vertrauen, das die Grundlage unserer Wissensgemeinschaften bildet.[1]

1 Christian Budnik plädiert in diesem Band dafür, bei unseren Haltungen gegenüber Wissenschaft, Politik und Medien in Kategorien der *Verlässlichkeit* statt des Vertrauens zu denken, weil der Begriff des Vertrauens zu emotional und moralisch aufgeladen sei. Der Begriff des *intellektuellen* Vertrauens ist allerdings gerade nicht auf diese Weise aufgeladen: Intellektuelle Ver-

Eine Wissensgemeinschaft ist durch drei Haltungen geprägt. Wir erwarten erstens voneinander, dass man unseren Worten Glauben schenkt. Man darf die Auskünfte einer anderen Person nur dann anzweifeln, wenn man guten Grund dazu hat. Wenn jemand Ihre Auskunft anzweifelt, weil Sie eine Frau sind oder weil Sie keine weiße Hautfarbe haben, fehlt dieser gute Grund und Sie sind zu Recht über Ihr Gegenüber empört. Wenn wir aber die Auskunft von jemandem anzweifeln, der schon oftmals Fehlinformationen verbreitet hat und der nun ohne Begründung eine wilde Verschwörungstheorie aufstellt, dann haben wir guten Grund zum Misstrauen.

Wir verlassen uns zweitens bei unseren Erkenntnisbemühungen auf das Zeugnis anderer – insbesondere auf Personen, die einen Wissensvorsprung haben. Wenn Sie beispielsweise wissen wollen, ob Sie im Zug tatsächlich eine Hygienemaske tragen sollten, um Infektionsketten zu vermeiden, dann verlassen Sie sich auf die Einschätzungen von Virologinnen.

Schließlich ist eine Wissensgemeinschaft drittens darauf angewiesen, dass ihre Mitglieder diskussionsbereit sind. Denn keine Gemeinschaft ist vor Meinungsverschiedenheiten gefeit. In Diskussionen tauschen wir Argumente für und wider eine Position aus, um gemeinsam die Wahrheit zu finden oder – wenn dies nicht gelingt – um einander besser zu verstehen und um, falls nötig, einen Kompromiss zu erzielen.

Wenn wir einander intellektuell misstrauen, bröckelt unsere Wissensgemeinschaft: Wir erwarten dann gar nicht mehr, dass man uns Glauben schenkt; wir werden auch die anderen nicht mehr beim Wort nehmen; und schließlich werden wir eine Diskussion mit ihnen gar nicht mehr für sinnvoll halten. Ein Beispiel für eine solche bröckelnde Wissensgemeinschaft bietet die zwischen Virologen und allen Menschen, die über keine virologische Expertise verfügen. Menschen ohne diese Expertise müssen den Virologen vertrauen, um überhaupt gerechtfertigte Meinungen über das Corona-Virus er-

trauensbrüche führen zu einer bröckelnden Wissensgemeinschaft, aber in der Regel nicht zu moralischer Empörung. Und in den Fällen, in denen sie zu moralischer Empörung führen (beispielsweise, wenn man uns aufgrund von Vorurteilen keinen Glauben schenkt), kann diese Empörung im öffentlichen Raum berechtigt sein.

werben zu können. Denn ohne fachliche Expertise kann man, wie Thomas Grundmann (2020) betont, die relevanten Einsichten nicht erlangen. Man muss sich auf das Zeugnis derjenigen verlassen, die sich auskennen.

Während der ersten Wochen der Pandemie standen wir dabei jedoch vor einem Problem. Denn in dieser Zeit waren die Meldungen der Wissenschaft teilweise widersprüchlich und haben sich schnell geändert – man denke an die unterschiedlichen Einschätzungen über die Effektivität von Hygienemasken, zur Herdenimmunität oder zu möglichen Gegenmitteln. Die Überinterpretation und Verbreitung von ersten und vorläufigen Forschungsergebnissen hat Misstrauen gegenüber der Wissenschaft provoziert und der Vertrauensbeziehung zwischen Experten und Laien geschadet.

Dieses Misstrauen wurde von Verschwörungstheorien stark befeuert. Diese behaupten beispielsweise, dass die Gefährlichkeit des Virus mit voller Absicht übertrieben werde, um die Bevölkerung zu kontrollieren, oder dass das Virus synthetisch in einem Labor hergestellt worden sei. Derartige Mythen schaden unserer Wissensgemeinschaft nicht nur, indem sie die intellektuelle Beziehung zwischen Expertinnen und Laien schädigen. Denn auch Menschen, die diesen Verschwörungsmythen nicht anhängen, fragen sich verständlicherweise, ob Verschwörungstheoretiker überhaupt noch vernünftig genug für eine wahrheitsorientierte Diskussion sind. Menschen, die zu Verschwörungstheorien neigen, werden deshalb häufig aus unserer Wissensgemeinschaft ausgeschlossen.

Insbesondere scheint die menschliche Neigung, sich auf Verschwörungstheorien einzulassen, auf ein weit allgemeineres Vertrauensproblem aufmerksam zu machen, wenn wir uns die psychologischen Mechanismen vor Augen führen, die für die Verbreitung von Verschwörungstheorien verantwortlich sind.[2] Während die Wahrheit oft komplex ist, neigen wir dazu, möglichst einfache Erklärungen zu glauben, die uns die »alternativen Medien« liefern. Zudem malen Verschwörungstheorien ein sehr düsteres Bild von der Realität – und schlechte Nachrichten erhalten im Netz mehr Klicks als gute. Wenn wir bereits ein gewisses Misstrauen gegenüber der Wis-

---

2 Vgl. zu den hier beschriebenen Mechanismen Jaster/Lanius 2019, S. 48–81.

senschaft haben, dann klingt es für uns recht plausibel, dass ein Labor das Virus für die Kriegsführung erschaffen haben könnte. Das Teilen des Gerüchts in den sozialen Medien führt zu »Echokammern«: digitalen Gruppen, in denen Zweifel am Mythos keinen Raum finden und in denen wir einfach das glauben, was ständig in unseren Kammern widerhallt. Diese und andere psychologische Mechanismen scheinen zu zeigen, dass wir in der Regel nicht das glauben, was gut begründet ist, sondern eher das, was wir am liebsten glauben wollen. Der Mensch, so scheint es heute, ist nicht das rationale Tier, sondern, wie Justin Smith (2019) es pointiert ausdrückt, das irrationale Tier.

Es sind diese Mechanismen, die uns ganz *grundsätzlich* an der menschlichen Rationalität zweifeln lassen. Die Corona-Krise hat diese Mechanismen natürlich nicht allererst aufgedeckt, geschweige denn verursacht. Doch hat sie die Mechanismen für uns alle *sichtbarer* gemacht. Corona führt uns das Misstrauen schlicht erneut vor Augen: Wir nehmen andere oft nicht beim Wort, und zwar selbst dann nicht, wenn diese sich sehr viel besser auskennen als wir; wir erfinden stattdessen Verschwörungstheorien, verbreiten diese über soziale Netzwerke und untergraben damit anscheinend unsere intellektuelle Vertrauenswürdigkeit; und letztlich haben wir dann Schwierigkeiten, zu sehen, wie wir als Gesellschaft noch gewinnbringend diskutieren können. Wir können daher festhalten: Corona hat uns auf eine grundlegende Krise des intellektuellen Vertrauens aufmerksam gemacht. Was sollten wir nun tun?

In Reaktion auf diese Krise schlage ich vor, dass wir die Ergebnisse der Psychologie über unsere eigene Rationalität *neu interpretieren*. Exemplarisch werde ich dies im nächsten Abschnitt anhand des eingangs erwähnten *Bestätigungsfehlers* vornehmen, der eine zentrale Rolle bei der psychologischen Erklärung dafür spielt, dass Menschen an Verschwörungstheorien glauben. Als typische Verhaltensweisen von Menschen, die dem Bestätigungsfehler zum Opfer fallen, werden für gewöhnlich die Folgenden genannt:

(a) Sie glauben eher das, was schon zu ihren bisherigen Überzeugungen passt.
(b) Sie sammeln Informationen selektiv und interpretieren diese so, dass diese mit ihren bisherigen Überzeugungen konform sind.

(c) Sie erinnern sich selektiv an die Informationen, die zu ihren Überzeugungen passen, und nehmen selektiv auch nur solche Informationen wahr.

Nehmen wir als Beispiel Herrn X, der aufgrund von Misstrauen in wissenschaftliche und politische Autoritäten zu der Überzeugung kam, dass das Corona-Virus im Labor hergestellt worden sei und gezielt verbreitet wurde, um die Bevölkerung zu kontrollieren. Sein Misstrauen hat zu Beginn der Corona-Krise dazu geführt, dass X leicht empfänglich für Fehlinformationen war, die von der öffentlichen Berichterstattung abwichen. Zudem hat X die öffentlichen Berichte vor dem Hintergrund seines Misstrauens interpretiert: »Person Y sagt all dies nur, weil sie die Bevölkerung kontrollieren will und uns gezielt in die Irre leiten möchte«. Und schließlich funktioniert der gesamte Wahrnehmungs- und Erinnerungsapparat von X derart, dass X viel mehr auf die Informationen achtet, die zu seinem Misstrauen passen. All dies macht verständlich, wie sich der Verschwörungsmythos bei X kognitiv verfestigen konnte. Intuitiv würden viele urteilen, dass Herr X höchst irrational ist und daher kein intellektuelles Vertrauen verdient. Doch wie (un)vernünftig ist X wirklich?

Die Wiederentdeckung der Vernunft

Um die Rationalität von Herrn X besser beurteilen zu können, sollten wir uns die Verhaltensweisen (a)–(c), die den Bestätigungsfehler ausmachen, zunächst unabhängig von diesem Fall genauer ansehen. Wir werden dann sehen, dass keiner dieser Prozesse *per se* irrational ist und dass auch unser Herr X daher viel rationaler sein kann, als wir zunächst vermuten. Wenn Menschen, die dem Bestätigungsfehler anheimfallen, weniger irrational sind, als wir auf den ersten Blick denken, dann sollten wir ihnen infolgedessen auch mehr intellektuelles Vertrauen schenken – beispielsweise indem wir offener für eine Diskussion mit ihnen sind. Ich werde aufzeigen, dass dem Bestätigungsfehler ein letztlich rationaler Prozess zugrunde liegt und dass andere mit dem Bestätigungsfehler verbundene Verhaltensweisen, die auf den ersten Blick irrational sind, aus einer *praktischen* Perspektive ebenso vollkommen rational sein können. Die Einsicht, dass sogar Verschwörungstheoretiker rationaler sind, als wir vermuten, kann uns dabei helfen, unsere Wissensgemeinschaft insgesamt durch wiedergefundenes Vertrauen in die menschliche Vernunft zu stärken.

Prozess (a) besteht darin, das zu glauben, was schon zu unseren bisherigen Überzeugungen passt. Dies ist vollkommen rational. Stellen Sie sich zunächst vor, Sie würden dazu neigen, das zu glauben, was *nicht* zu Ihren bisherigen Überzeugungen passt. Dies wäre äußerst irrational: Sie würden ihr Überzeugungssystem mit Widersprüchen überhäufen. Zum Beispiel könnte ich Ihnen weismachen wollen, dass Viren gar nicht existieren. Es ist für Sie offensichtlich, dass diese Überzeugung im Widerspruch mit vielem anderen stehen würde, was Sie glauben. Gerade deshalb wäre es auch irrational, wenn Sie mir dies einfach so glauben würden! Verhaltensweise (a) ist schlicht Ausdruck unserer theoretischen Rationalität: Insoweit wir theoretisch rational sind, vermeiden wir Widersprüche und Konflikte in unseren Überzeugungen (so gut es geht) und glauben deshalb eher das, was schon zu unseren bisherigen Ansichten passt. Was sollten wir auch anderes tun? Dies ist eine interessante Einsicht, da damit gezeigt ist, dass dem Bestätigungsfehler ein vollkommen rationaler Prozess zugrunde liegt.

Wenn der Bestätigungsfehler irrational wäre, dann müsste die Irrationalität daher in den Verhaltensweisen (b) oder (c) liegen. Verhaltensweise (b) stellt jedoch keinen klaren Fall von Irrationalität dar. Dazu müssen wir zunächst überlegen, nach welchen Maßstäben wir (b) beurteilen können. Während wir es bei (a) mit theoretischer Rationalität zu tun hatten – es ging um die Widerspruchsfreiheit unserer Überzeugungen – haben wir es bei (b) mit *praktischer* Rationalität zu tun. Das liegt daran, dass das Sammeln und Interpretieren von Informationen willentlich kontrollierbare Aktivitäten sind: Sie können sich dazu entscheiden, ob Sie weitere Informationen zum Corona-Virus im Internet suchen oder nicht. Im Gegensatz dazu können Sie sich aber nicht einfach dazu entscheiden, zu glauben, dass Putin für die Verbreitung des Virus verantwortlich ist (vgl. Schmidt 2016). Dafür müssten Sie sich zunächst tief in den Verschwörungsmythos hineinlesen – und selbst dann ist fraglich, ob Sie diese Überzeugung ausbilden würden. Wir können nur solche Aktivitäten, zu denen wir uns entscheiden können, in praktischer Hinsicht bewerten, etwa als (un-) fair, (un)moralisch oder (nicht) zielführend. Inwiefern ist es aus einer solchen praktischen Perspektive rational, Informationen so auszuwählen und zu interpretieren, dass sie zu unseren bisherigen Überzeugungen passen?

Es hängt nun von den jeweiligen Umständen ab, ob Verhaltensweise (b) praktisch unvernünftig ist. Eine Motivation für den Bestätigungsfehler ist es, kognitive Dissonanz vermeiden zu wollen: Es ist kognitiv mühsam und insofern unangenehm, unsere bisherigen Überzeugungen mit einer neuen widersprechenden Information abzugleichen und gegebenenfalls zu überdenken. Stattdessen ist es oft einfacher, Informationen, die nicht zu den bisherigen Überzeugungen passen, auszublenden. Ist es unvernünftig, dies zu tun? Nicht unbedingt. Stellen Sie sich vor, Sie haben gerade Wichtigeres zu tun als gegenläufige Meinungen zu recherchieren und Ihre bisherigen Überzeugungen zu überdenken. Vielleicht ist eines Ihrer Familienmitglieder pflegebedürftig und Sie kümmern sich gerade intensiv um ihn oder sie. In diesem Fall wäre es höchst unvernünftig, Ihren Pflegefall zu vernachlässigen und stattdessen ihre Zeit dafür zu verwenden, ihr Überzeugungssystem grundlegend zu revidieren – indem Sie etwa nach Informationsquellen suchen, die Sie üblicherweise nicht verwenden, oder indem Sie über eine neue Information, die Sie nur schwer glauben können, genauer nachdenken. Derartige Handlungen sind aufwändig, Sie aber brauchen Ihre Energie für Ihren Pflegefall.

Natürlich *kann* es durchaus praktisch vernünftig sein, das eigene Überzeugungssystem in Frage zu stellen. Dazu muss das Infragestellen aber mindestens ebenso vernünftig sein wie andere Handlungsoptionen, die Ihnen im jeweiligen Moment offenstehen. Im Falle von Menschen, die sich über Wochen und Monate immer tiefer in eine Verschwörungstheorie hineinlesen, es dabei aber unterlassen, ihre Überzeugungen kritisch zu hinterfragen, und andere Projekte in ihrem Leben vernachlässigen, können wir deshalb behaupten: Dieses Verhalten ist praktisch unvernünftig – und auch moralisch problematisch. Doch die Beobachtung, dass (b) ein vernünftiges Verhalten sein *kann*, zeigt uns, dass das eigentliche Problem bei der Entstehung von Verschwörungstheorien über das Corona-Virus oft nicht bei einzelnen Menschen, sondern in deren sozialen Strukturen zu suchen ist. Die alltäglichen Verpflichtungen bringen die Menschen in Situationen, in denen es nicht vernünftig für sie ist, viel Zeit und Energie auf kritische Reflexion zu verwenden. Der Fehler liegt hier nicht bei den einzelnen Menschen, sondern in der durch die Lebenswirklichkeit bedingten Struktur ihrer Gründe: Da Menschen aufgrund unterschiedlicher Umstände unterschiedliche Gründe haben und da ihnen, je nach Wissensstand, unterschiedliche Gründe zugänglich sind, können für jeden Menschen andere Handlungen und Überzeugungen vernünftig sein.

Unsere Gründe können durchaus in die Irre leiten. Aus der These, dass Verschwörungstheoretiker vernünftig sein können, folgt gerade nicht, dass für unterschiedliche Menschen unterschiedliche Sachverhalte *wahr* sein können: Es gibt keine »alternativen Tatsachen«. Nehmen wir an, dass Herr X Zeit seines Lebens in einem sozialen Umfeld gelebt hat, in dem immer wieder Misstrauen gegenüber der Wissenschaft gestreut wurde, und dass Herr X tagein, tagaus damit beschäftigt war, sich um seine kranke Großmutter zu kümmern. Er hatte somit keine Ressourcen, seine überkommenen Ansichten kritisch zu reflektieren. All das bedeutet jedoch noch nicht, dass die Ansichten von Herrn X deshalb wahr sind. Im Gegenteil: aufgrund solcher Faktoren ist es naheliegend, dass Herr X viele falsche Ansichten hat, weil seine Ausgangsbedingungen nicht optimal dafür waren, wahre Meinungen zu erwerben. Diese falschen Ansichten können jedoch durchaus vernünftig für Herrn X sein, insoweit sie eben aus seiner Perspektive gut durch seine Gründe gestützt werden.

Wenden wir uns nun Verhalten (c) zu, bei dem es um selektives Erinnern und Wahrnehmen geht. Hier gilt Ähnliches wie bei Verhalten (b): Was Sie wahrnehmen und woran Sie sich erinnern, unterliegt nur bedingt Ihrer Kontrolle. Manchmal jedoch können Sie Ihre Wahrnehmung und Erinnerung durch das Lenken Ihrer Aufmerksamkeit steuern, etwa indem Sie einen Artikel ignorieren, der Ihrer eigenen Meinung zuwiderläuft, oder indem Sie sich am nächsten Tag mit anderen Artikeln ablenken, die Ihnen besser in den Kram passen. Auch solche Verhaltensweisen kann man nur im Lichte alternativer

Handlungsoptionen bewerten. Wenn in Ihrem Leben gerade Wichtigeres ansteht, als Ihre Überzeugungen, Wahrnehmungen und Erinnerungen möglichst kritisch zu überprüfen und in Einklang zu bringen, dann kann man Ihnen auch keinen Vorwurf machen, falls Sie das nicht tun. Verhaltensweise (c) ist also auch nicht unbedingt irrational.[3]

Wie irrational verhält sich Herr X also? Insofern X etwas glaubt, das seine bisherigen Überzeugungen über das Corona-Virus und die Gesellschaft bestätigt, ist er nicht theoretisch irrational. Das wäre er erst dann, wenn seine Verschwörungstheorie in offensichtlichem Widerspruch zu seinen anderen Überzeugungen stünde. Doch ein charakteristisches Merkmal von ausgefeilten Verschwörungstheorien besteht gerade darin, dass die Einzelteile oftmals recht gut zusammenpassen. Auch insofern X Informationen nur selektiv sammelt, interpretiert, erinnert und wahrnimmt, ist er nicht unbedingt praktisch irrational – zumindest so lange er weiterhin die Handlungsoptionen wählt, die ihm im Lichte seiner Gründe vernünftig erscheinen. Zu diesen Handlungsoptionen zählt nicht immer »Ich setze mich hin und überprüfe gründlich meine Überzeugungen«. Dies kann dann höchst unvernünftig sein, wenn gerade Wichtigeres im Leben ansteht. Menschen, die an Verschwörungstheorien über das Corona-Virus glauben, sind also nur für diese Überzeugungen kritisierbar, wenn die Struktur ihrer Gründe es zulässt, die Mythen in Frage zu stellen.

Welche Lehre können wir daraus ziehen? Der Bestätigungsfehler ist nicht *per se* irrational, und es gibt damit keinen Grund, die intellektuellen Tugenden oder Fähigkeiten aller Menschen, die an Ver-

---

3 Hier ist ein Einwand: Die Prozesse, auf denen der Bestätigungsfehler beruht, laufen unterbewusst ab. Die Rationalität der willentlichen Handlungen spielt deshalb keine Rolle bei der Bewertung der Rationalität des Bestätigungsfehlers. Meine Antwort lautet: Es stimmt zwar, dass viele der relevanten Prozesse unterbewusst ablaufen. Aber die meisten dieser unbewussten Prozesse sind nicht rational bewertbar – sie sind *arational* und damit kein Zeichen von Irrationalität (insbesondere, da man Menschen für diese Prozesse nicht *kritisieren* kann). Andere nicht-willentliche, aber rational bewertbare, Prozesse sind, wie anhand von (a) illustriert, vollkommen rational.

schwörungsmythen glauben, kategorisch in Frage zu stellen. Insoweit sie in ruhigen Diskussionen intellektuelle Offenheit zeigen, sollten wir deshalb weiterhin mit Ihnen in die Diskussion treten. Hopfen und Malz sind erst dann verloren, wenn jemand es als sein wichtigstes Projekt ansieht, die eigene Theorie zu bestätigen und auf Kosten dieses Projektes alles andere in seinem Leben vernachlässigt: In diesem Fall ist grundsätzliches intellektuelles Misstrauen angebracht. Doch nicht alle Menschen, die Verschwörungsmythen glauben und verbreiten, verhalten sich so. Ihr Verhalten wird nicht dadurch erklärt, dass sie irrationale Wesen wären, sondern vielmehr dadurch, dass die Struktur ihrer Gründe – und damit die sozialen Umstände, die diese Struktur mitprägen – sie für entsprechende Mythen anfällig macht.

Fazit

Die Corona-Krise konfrontiert uns mit kognitiven Mechanismen, die zu problematischen menschlichen Verhaltensweisen führen. In der öffentlichen Verbreitung psychologischer Forschung zu diesen Mechanismen wird uns oft ein Bild vom Menschen als »irrationalem Tier« nahegelegt. Aufgabe der Philosophie ist es, diese Interpretation der Psychologie kritisch zu reflektieren. Wir haben gesehen, dass dem Bestätigungsfehler keine *per se* irrationalen Prozesse zugrunde liegen. Dies hat uns zu einer beunruhigenden Einsicht über unsere gesellschaftlichen Strukturen geführt: Viele Menschen finden sich in Umständen wieder, in denen es für sie sehr viel vernünftiger ist, sich auf Verschwörungsmythen über das Corona-Virus einzulassen, als wir zunächst meinen. Die Verhaltensweisen, die für den Bestätigungsfehler charakteristisch sind, werden durch die Struktur der Gründe dieser Menschen oftmals gestützt. Wer heute mit den selbsternannten »Querdenkern« sympathisiert, muss also nicht zwangsläufig irrational sein. Wir müssen nicht all diesen Menschen intellektuell misstrauen. Vielmehr besteht die realistische Möglichkeit, dass viele dieser Menschen durch ungünstige Umstände (oder durch politische Versäumnisse) in eine Situation geraten sind, in der ihre Verhaltensweisen *für sie* vernünftig sind. Diese Einsicht kann zwar aus erkenntnistheoretischer (sowie politischer) Sicht beunruhigen. Andererseits stärkt sie aber auch unser intellektuelles Vertrauen: Wenn wir sehen, dass jemand vielleicht gar nicht so irrational ist, wie wir zunächst vermuteten, dann können wir optimistischer in eine Diskussion mit dieser Person treten.

Insbesondere in Krisenzeiten, die zu radikaler Verunsicherung in der Gesellschaft führen, ist ein Grundvertrauen in die menschliche Vernunft von äußerster Wichtigkeit, um unsere Wissensgemeinschaft zu erhalten. Nur dann, wenn wir einander intellektuell vertrauen, können wir den Worten anderer Glauben schenken, von ihnen erwarten, dass sie auch uns glauben, und zusammen gewinnbringend diskutieren. Dabei sollten wir uns in der Tugend der intellektuellen Bescheidenheit üben: wir sollten stets unsere eigene Fehleranfälligkeit mitberücksichtigen, während wir gemeinsam herauszufinden suchen, was wir glauben sollen und was wir tun sollen. Doch wir sollten einander nicht allein deswegen schon intellektuell misstrauen, weil wir fehlbare Wesen sind. Die Corona-Krise lehrt uns auch, dass wir ohne intellektuelles Vertrauen unsere Wissensgemeinschaft aufs Spiel setzen. Und nicht zuletzt die Zukunft unseres Planeten: Ohne eine intellektuelle Kooperation der Menschheit wird sich auch die sich immer weiter verschärfende Klimakrise nicht meistern lassen.

Literaturhinweise

Grundmann, Thomas: Corona-Experten: Wer verdient Vertrauen? In: Frankfurter Allgemeine. 3. 4. 2020. Online: https://www.faz.net/2.1759/corona-experten-wer-verdient-vertrauen-16708941.html [Letzter Zugriff: 18. 12. 2020].

Jaster, Romy / Lanius, David: Die Wahrheit schafft sich ab. Wie Fake News Politik machen. Stuttgart 2019.

Schmidt, Sebastian: Können wir uns entscheiden, etwas zu glauben? Zur Möglichkeit und Unmöglichkeit eines doxastischen Willens. In: Grazer Philosophische Studien 93 (2016) S. 571–582.

Smith, Justin E. H.: Irrationality. Princeton 2019.

Alex Tiefenbacher

Das Prinzip der Freiwilligkeit belohnt die Falschen

Ein großer Teil der Pandemie-Bekämpfung funktionierte in der Schweiz nach dem gleichen Prinzip wie der Klimaschutz: freiwillig. Das entspricht der weit verbreiteten Haltung, Regeln und Verbote als negativ, freiwillige Verhaltensempfehlungen hingegen als vorteilhaft zu beurteilen. Aber trifft diese Beurteilung zu?

»Aber meine Nachbarn treffen sich ja auch wieder mit ihrer Familie. Und beim Spazieren sieht man überall, dass sich die Leute mit der Bratwurst im Park um den Kugelgrill versammeln – trotz der Aufforderungen des Bundesrats, zuhause zu bleiben.« Das sagte mir eine Freundin in einem unserer digitalen Zoom-Treffen während des Lockdowns im Frühling 2020. Und ich kann sie verstehen: Wieso soll sie in der Wohnung herumsitzen, während die anderen Grill-Partys im Park feiern? Wieso soll sie ihre Familie weiterhin nur über Zoom treffen, wenn so viele andere am Sonntag wieder zusammen brunchen? »Hey ja, wieso. Soll sie doch auch grillen gehen«, würde das Partyvolk wohl sagen. »Es hat uns ja niemand verboten, uns draußen zu treffen.«

Stimmt: Die Corona-Aufforderung »Stay Home« des Schweizer Bundesrats basierte während der ganzen ersten Welle auf Freiwilligkeit und somit auch auf Solidarität, individuellen Möglichkeiten und subjektiven Einschätzungen. Zwar wurden auf dem Höhepunkt der ersten Welle Veranstaltungen mit mehr als fünf Personen verboten, die maximale Anzahl von Menschen, die sich im öffentlichen Raum treffen durften, zeitweise beschränkt sowie Schulen und nicht lebensnotwendige Geschäfte geschlossen. Doch bestanden in der Schweiz im Frühling 2020 keinerlei Ausgangssperren, keine Sperrstunde, keine inländischen Reisebeschränkungen und keine verpflichtende Regelung zum Tragen eines Mund-Nasen-Schutzes. Vielmehr wurde die Bevölkerung dazu aufgerufen, freiwillig zuhause zu bleiben und aus freien Stücken sowohl auf soziale Kontakte als auch auf das gewohnte Osterwochenende in den Bergen zu verzichten. Damit zeigte die Schweiz zumindest Tendenzen, die an die Pandemie-Strategie Schwedens erinnerten. Dieser »schwedische Weg«

galt vielen Skeptikerinnen von strikteren Corona-Maßnahmen als Vorbild für einen freiheitlichen Umgang mit der Pandemie. Doch was nach Freiheit und Souveränität klingt, hat auch problematische Seiten. Erstens hat nicht jede und jeder dieselben Möglichkeiten, freiwillig solidarisch zu sein. Zweitens hat nicht jede freiwillige Solidarität denselben gesamtgesellschaftlichen Nutzen. Drittens überträgt das Prinzip der Freiwilligkeit ein sehr hohes Maß an Verantwortung auf den Einzelnen. Viertens verlangt es, dass jede und jeder stets den individuellen Beitrag zum Gesamtproblem im Blick behält.

Die vier Punkte zeigen: Das Prinzip der Freiwilligkeit stellt außerordentlich hohe Anforderungen an die einzelne Bürgerin. Darüber hinaus wirft das Prinzip der Freiwilligkeit aber auch ein Fairnessproblem auf, mit dem sich dieser Essay vertieft beschäftigen wird. Denn das Prinzip der Freiwilligkeit belohnt oft gerade diejenigen, die nicht kooperieren.

Freiwilligkeit ist beliebt

Wir empfinden es schnell als Eingriff in die persönliche Freiheit, wenn Autoritäten wie Politiker oder Vorgesetzte uns etwas verbieten. Legitimer erscheint es uns, wenn sie etwas auf freiwilliger Basis von uns fordern. Kurz: Freiwilligkeit ist beliebt, Verbote und klare Beschränkungen sind hingegen eher unpopulär. Deshalb ist es nicht verwunderlich, dass freiwillige Verhaltensempfehlungen nicht nur im Rahmen der Pandemie-Bekämpfung eingesetzt werden. Auch im Klimaschutz sind sie weit verbreitet: Es ist freiwillig, den Nachtzug anstatt den Billigflieger nach Berlin zu nehmen. Man kann sich freiwillig dafür entscheiden, Ökostrom zu beziehen. Und es ist freiwillig, im Winter auf importierte Tomaten zu verzichten und stattdessen den Kohl aus der Region zu essen.

Das gilt auch für Firmen und Großkonzerne. Unternehmen haben nach wie vor die Möglichkeit, für ihre Produktion Sojabohnen, Kaffee, Kakao oder Palmöl zu beziehen, für deren Anbau Wälder gerodet werden, die wir eigentlich dringend für die Kompensation unserer Klimagase bräuchten. Ein solches für die Gesellschaft als Ganzes schädliches Verhalten wird sowohl von den Konsumentinnen als auch vom Gesetzgeber geduldet. Nachhaltige Produkte zu verwenden ist freiwillig. Es wäre angesichts der Klimakrise natürlich hilfreich, wenn Fast-Food-Ketten den Verbrauch von Plastikgeschirr reduzieren würden. Denn bei dessen Verbrennung landet der im Geschirr gespeicherte Kohlenstoff in Form von CO_2 direkt in der Atmosphäre. Es zu tun oder eben nicht zu tun, liegt letztlich aber allein in der Entscheidungskompetenz von McDonald's und Co. Und offensichtlich wird es sogar akzeptiert, dass der Abbau von Kohle auf Kosten des Klimas weiterhin Geld in die Taschen von Aktionärinnen spült. Denn auch in der Welt der Unternehmen ist klimagerechtes Handeln bis heute vor allem eines: freiwillig. Sogar der internationale normative Rahmen, also das Pariser Klimaabkommen, basiert auf freiwilliger Selbstverpflichtung der Länder.

Sowohl in Sachen Klima als auch bei der Bekämpfung der Corona-Pandemie befinden sich individuelle und institutionelle Akteure also in der merkwürdigen Situation, dass ihnen eigentlich klar ist, welches Verhalten eine positive Entwicklung begünstigen würde, während es zugleich allen freisteht, sich für ein anderes, schädlicheres Verhalten zu entscheiden.

Das Kontrastprogramm zur Freiwilligkeit sind Regeln und Verbote. Ein Beispiel hierfür wären die Ausgangsbestimmungen während des Lockdowns in Madrid. Zu Beginn war es der madrilenischen Bevölkerung, abgesehen von Einkäufen oder Arztbesuchen, ganz verboten, vor die Tür zu gehen. In einem nächsten Schritt wurde der Aufenthalt im Freien gleichmäßig auf alle Bürgerinnen verteilt. Jede Alterskohorte erhielt ein Zeitfenster zugeteilt, in dem man spazieren, joggen oder sich in den Park setzen durfte.

Solche Regulierungen sind unpopulär. Sie werden, durchaus auch zu Recht, als einschränkend wahrgenommen und deshalb abgelehnt. Aber ist diese Ablehnung berechtigt? Wie ich zeigen werde, sind in Situationen, in denen grundsätzlich Einigkeit darüber besteht, dass ein bestimmtes Verhalten für das gesamtgesellschaftliche Wohl wünschenswerter wäre als andere Verhaltensweisen, klare Regeln eigentlich fairer. Zumindest für diejenigen, die vorhaben, sich daran zu halten. Diesen Überlegungen möchte ich jedoch vier Bemerkungen zum Prinzip der Freiwilligkeit voranstellen.

Nicht jede freiwillige Kooperation oder Nicht-Kooperation hat denselben Einfluss

1. Nicht jeder Mensch kann mit seiner freiwilligen Kooperation oder Nicht-Kooperation dasselbe bewirken. Wenn die Chefs der Fleischfabrik Tönnies ein Schutzkonzept implementieren und zuverlässig Infektionsfälle melden, dann ist deren Einfluss auf den Verlauf der Pandemie viel größer, als wenn der einzelne Tönnies-Angestellte bei Regen trotz Corona mit dem Bus statt mit dem aus epidemiologischer Sicht vorzuziehenden Fahrrad zur Fabrik fährt. Oder ein weiteres Beispiel: Würden die CEOs der Schweizer Großbanken Credit Suisse und UBS beschließen, auf Investitionen in die Förderung fossiler Energieträger zu verzichten, fiele diese Entscheidung in der Bekämpfung der Klimakrise um ein Vielfaches stärker ins Gewicht als mein Wechsel zum Ökostrom. Nicht jede (Nicht-)Kooperation im Rahmen der Freiwilligkeit hat also dieselbe Wirkung auf die gesamte Gesellschaft. Unter der Voraussetzung eines entsprechenden Moralprinzips ist fehlende Kooperation umso kritischer zu betrachten, je größer der Schaden ist, den sie anrichtet. Die Verantwortung, die Folgen der eigenen Nicht-Kooperation im Einzelfall abzuschätzen, liegt bei freiwilligen Verhaltensempfehlungen bei jeder bzw. jedem Einzelnen.

Nicht jeder hat dieselben Möglichkeiten, freiwillig zu kooperieren

2. Die Entscheidenden müssen überhaupt erst einmal die Möglichkeit haben, freiwillig zu kooperieren. Die Handlungen von Menschen, die aufgrund ihrer ökonomischen Situation gar nicht dazu in der Lage sind, zu wählen, ob sie einen Flug buchen oder nicht bzw. ob sie im Homeoffice arbeiten oder nicht, bewegen sich deshalb jenseits der im Folgenden kritisierten Funktionsweise des Prinzips der Freiwilligkeit. Eine Krankenpflegerin kann nicht im Homeoffice arbeiten. Man kann nur schwerlich kritisieren, dass Leute ihre Wohnung verließen, um Angehörigen der Risikogruppe zu helfen. Es gab also bessere und schlechtere Gründe dafür, sich nicht an »Stay Home« zu halten. Eben-

so klar ist aber, dass sich viele aus egoistischen Motiven nicht an die freiwilligen Verhaltensregeln hielten. Wahlweise erschienen persönliches Vergnügen oder Profit als wichtig genug, um sich stetig hart an der Grenze des gerade noch Erlaubten entlang zu bewegen. Wichtig ist: Bei freiwilligen Maßnahmen ist nicht die Abweichung von den Empfehlungen an und für sich kritisierbar, sondern die Abweichung von den Empfehlungen, obwohl eine Einhaltung möglich gewesen wäre. Daraus ergeben sich für unterschiedliche Menschen ganz unterschiedliche moralische Anforderungen.

Freiwilligkeit verlangt dem Einzelnen viel ab

3. Dasselbe Ausmaß an freiwilliger Kooperation verlangt den Betroffenen also je nach Lebensrealität mehr oder weniger ab. Diesem Umstand wird das Prinzip der Freiwilligkeit eigentlich besser gerecht als starre Regeln. Denn die Freiwilligkeit erlaubt es jedem und jeder, sich selbst genau zu überlegen, in welchem Maße die eigene Situation eine Kooperation zulässt. Einem Menschen mit chronischen Rückenschmerzen wird mehr abverlangt, wenn er auf ein klimaschädliches Auto verzichten soll, als einer jungen und sportlichen Person. Für eine Familie mit vier Kindern stellt es eine größere Herausforderung dar, zuhause zu bleiben, als für ein kinderloses Paar mit einer Villa, Pool und eigenem Fitnesscenter. Im Rahmen von freiwilligen Verhaltensempfehlungen hat jede und jeder die Möglichkeit, die eigenen Einschränkungen an seine individuellen Lebensumstände anzupassen. Freiwilligkeit lässt uns einen gewissen Spielraum.

Dieser Spielraum stellt aber auch hohe Anforderungen an die einzelnen Personen. Damit die Flexibilität der Freiwilligkeit nicht zu einem Freischein für etwaige Egotrips verkommt, müssen die freiwillig Kooperierenden bzw. Nicht-Kooperierenden fähig sein, die eigenen Bedürfnisse gleichgewichtet mit den Bedürfnissen aller anderen Parteien in die Waagschale zu werfen. Und das würde dann bedeuten, dass sich die madrilenischen Villenbewohnerinnen überlegen müssten, ob sie ihren Ausgehslot an die fünfköpfige Familie in der engen Stadtwohnung abgeben sollten. Denn dank ihrer individuellen Lage ist es für sie einfacher, auf die Slots zu verzichten.

Freiwilligkeit gibt uns also eine gewisse Flexibilität, unseren individuellen Bedürfnissen gerecht zu werden, überträgt uns aber zugleich auch mehr Verantwortung, als vielen Menschen lieb sein
dürfte.

Freiwilligkeit verlangt einen Blick fürs Ganze

4. Gerade diese Flexibilität der Freiwilligkeit birgt in sich die Gefahr,
gesamtgesellschaftlich gesehen über die Stränge zu schlagen. Denn
bei der individuellen Abwägung des eigenen, freiwilligen Beitrags
dürfen die Kooperierenden nicht aus den Augen verlieren, wie viel
gesamtgesellschaftlich maximal verkraftbar ist. Beim Klima setzt uns
das globale CO_2-Kompensationspotenzial der Atmosphäre diese
Obergrenze. Ähnlich besteht auch bei der Bekämpfung einer Pandemie ein gesamtgesellschaftliches Limit, nämlich die maximale Anzahl von Kontakten, die in einer Gesellschaft stattfinden können,
ohne dass die Ansteckungszahlen explodieren. Auch diese Ober-
grenzen müssten Menschen eigentlich ständig im Blick behalten,
wenn sie entscheiden, ob oder wie stark sie kooperieren – und zwar in
Abstimmung mit den Bedürfnissen aller anderen Betroffenen. Berücksichtigt man, dass die Kooperation nicht allen gleich viel abverlangt, müsste man deshalb in Situationen, in denen die eigenen Kosten der Kooperation eher niedrig liegen, seinen eigenen Beitrag
erhöhen, um damit die Nicht-Kooperation anderer, stärker benach-
teiligter Gruppen zu ermöglichen, ohne die gesamtgesellschaftliche
Obergrenze zu sprengen. Diese Einschätzung zu jedem Zeitpunkt
vorzunehmen, ist alles andere als einfach.

Freiwilligkeit ist vor allem für die vorteilhaft, die nicht kooperieren

Die vier Punkte zeigen: Freiwilligkeit bürdet dem einzelnen Menschen sehr viel Verantwortung auf. Das Hauptproblem des Prinzips
der Freiwilligkeit liegt aber im Bereich der Fairness. Denn Freiwilligkeit geht auf Kosten derer, die sich an die Maßnahmen halten, und
belohnt diejenigen, die nicht das Richtige tun.

Freilich ist eine gesunde Portion Skepsis angebracht, sobald jemand behauptet, er oder sie wisse, was das Richtige ist; dies lehrt uns nicht zuletzt die Geschichte totalitärer Staaten. Das schließt aber nicht aus, dass es manchmal erdrückende Belege dafür gibt, welches Verhalten richtiger ist als das andere – vorausgesetzt, es besteht ein gesellschaftlicher Konsens darüber, dass ein bestimmtes Ziel wie etwa die Bekämpfung einer Pandemie oder die Eindämmung der Klimakrise erreicht werden muss. Es leuchtet ein, dass es während der ersten großen Corona-Welle angemessener war, zuhause zu bleiben, statt mit Kugelgrill, Bowle und Boom-Box in den Park zu pilgern. Darüber war sich ein Großteil der Bevölkerung einig. Nur: Freiwillig zuhause geblieben sind trotzdem bei weitem nicht alle. Je länger die erste Welle anhielt und je schöner das Wetter wurde, desto verlockender wurde es, wieder Freunde zu treffen und die Sonne zu genießen. Viele gaben der Verlockung nach: Immer mehr Gruppen versammelten sich in den Parks, häufig noch im Rahmen des Erlaubten, also mit mindestens zwei Meter Abstand und maximal zu fünft. Oder auch nicht.

Zwar gab es Bußen. Die Polizei war aber offensichtlich damit überfordert, die geltenden Regeln stringent anzuwenden. Hinzu kam, dass vieles, das epidemiologisch zwar nicht erwünscht war, trotzdem erlaubt blieb. Hätten alle ihre Möglichkeiten bis an die Grenze des Legalen voll ausgeschöpft, wären wir kaum so glimpflich davongekommen. Nur dank denen, die sich freiwillig eingeschränkt hatten und nicht bis an den Rand des Erlaubten gegangen waren, schaffte es die Schweizer Bevölkerung im Frühling, das Corona-Virus vorerst unter Kontrolle zu bringen.

Ein Großteil der Kosten zur Überwindung der ersten Welle blieb also an denjenigen hängen, die freiwillig verzichtet hatten: auf die Frühlingssonne, den direkten Kontakt mit Arbeitskollegen, den Restaurantbesuch oder die Durchführung schon lang geplanter Veranstaltungen. Der Nutzen aus diesem Verzicht kam hingegen allen zugute.

Der Freiwilligkeit wohnt also eine gewisse Fehlfunktion inne: Sie belohnt diejenigen, die das Falsche tun, und bestraft diejenigen, die das erwünschte Verhalten zeigen. Das ist nicht nur aus Gründen der Fairness fragwürdig, sondern kann auch die Erreichung der erhofften

Effekte, sei es die Eindämmung einer Pandemie oder die Reduktion der CO_2-Emissionen, massiv erschweren. Wer mit EasyJet nach Berlin fliegt, hat mehr Zeit für Sightseeing in der Hauptstadt. Wer seinen Haushalt oder seine Firma nicht mit teurem Ökostrom füttert, hat mehr Geld. Unternehmen, die in den klimazerstörenden Kohleabbau investierten, können hohe Gewinne einstreichen. Das sind alles ganz normale Klimasünden, die nach wie vor weit verbreitet sind – obwohl die Warnungen vor der Klimakatastrophe und damit einhergehend die Rufe nach mehr Nachhaltigkeit im Privaten und in der Wirtschaft schon seit mehreren Jahrzehnten unüberhörbar sind. Doch sich ihnen entsprechend zu verhalten, geschieht eben – freiwillig. Und wer nichts beiträgt, hat mehr Geld, mehr Zeit und weniger Stress. Warum sollte man es sich dann schwermachen? Auch hier wird deutlich: Freiwilligkeit bestraft diejenigen, die das gemäß eines breiten gesellschaftlichen Konsens Richtige tun. Diese Fehlfunktion des Prinzips Freiwilligkeit führt verständlicherweise dazu, dass sich zu langsam zu wenig ändert. Denn wer wählt schon freiwillig die für ihn schlechtere Variante?

Das Beispiel Klimaschutz zeigt: Das Problem der dysfunktionalen Freiwilligkeit ist nicht neu. Doch erst durch Corona dürften viele Menschen die strukturelle Fehlfunktion der Freiwilligkeit und das damit einhergehende Gefühl der Unfairness zum ersten Mal am eigenen Leib erlebt haben. Was vorher vielleicht nur eine kleine Gruppe nichtfliegender, veganer Ökos zu spüren bekam, wird nun in der Pandemie von einer breiten Masse erlebt. Das Virus hat die problematischen Seiten des Konzepts Freiwilligkeit ins Zentrum der Aufmerksamkeit und, vor allem, in die Mitte unserer Gesellschaft gerückt.

Der Freiwilligkeit wohnt etwas Selbstzerstörerisches inne

Besonders problematisch ist diese Fehlfunktion deshalb, weil sie zu einer Art Selbstzerstörung der freiwilligen Kooperation führt. Dies wurde auch im Laufe des freiwilligen Lockdowns im Frühling 2020 sichtbar. Die selbstzerstörerische Abwärtsspirale wurde von den ersten Gruppen ausgelöst, die sich nicht mehr an die freiwillige Aufforderung »Stay Home« halten wollten und sich lieber wieder um den Kugelgrill und zum Sonntagsbrunch versammelten. Das Verheerende dabei: Je früher man anfing, nicht mehr zu kooperieren, desto größer war der persönliche Nutzen. Denn je früher man die Kooperation aufkündigte, desto kleiner war das Risiko, sich bei Freizeitaktivitäten anzustecken, weil alle anderen ja noch zuhause blieben. Zudem profitierte man von rückläufigen Ansteckungszahlen, ohne selbst etwas beizutragen. Je später man die Kooperation aufkündigte, desto mehr Menschen gingen bereits wieder nach draußen. Dies vergrößerte nicht nur das persönliche Ansteckungsrisiko, sondern auch die Gefahr, dass es zu einer tatsächlichen Ausgangssperre kommen würde. Und dann wäre es vollends vorbei gewesen mit den Sonntagsbrunchs und Grillpartys. Je früher man also als Strategie die Nicht-Kooperation wählte, desto länger konnte man von der Diszipliniertheit der anderen profitieren. Es liegt deshalb in der Natur der Freiwilligkeit, dass es nur eine Frage der Zeit war, bis immer mehr Menschen den Anreizen, sich unkooperativ zu verhalten, nachgaben.

Die negativen Folgen solcher mutwilligen Nicht-Kooperation treffen oftmals die anderen: bei Corona die Risikopatientinnen, beim Klima die Bewohner von Inseln, deren Zuhause in nicht mehr ferner Zukunft dem Anstieg des Meeresspiegels zum Opfer fallen wird.

Bei Corona hat es vorerst geklappt. Beim Klima nicht.

Trotz dieser problematischen Dynamik gelang es der Schweiz mithilfe eines freiwilligen Corona-Lockdowns, die erste Welle der Pandemie in den Griff zu bekommen. Zumindest blieb die befürchtete Überlastung der Intensivstationen vorerst aus. Die Bereitschaft der disziplinierten Gruppe zur freiwilligen Selbsteinschränkung hatte angehalten, bis die erste Welle abgeflacht war. Und dies, obwohl offensichtlich geworden war, dass sich immer weniger an die freiwilligen Aufforderungen gehalten hatten.

Im Zusammenhang mit der Klimakrise sucht man ein solches Ausmaß an Diszipliniertheit hingegen vergebens. Seit Jahren werden wir immer wieder freundlich dazu aufgefordert, freiwillig auf klimaschädliches Verhalten zu verzichten. Doch die Entwicklung einer Kooperationsbereitschaft, die groß genug wäre, um die Klimakrise tatsächlich bewältigen zu können, liegt in weiter Ferne. Freiwilligkeit führt bei der Klimakrise offensichtlich nicht zum erhofften Effekt. Warum aber hat das Prinzip bei der ersten Corona-Welle funktioniert und beim Klimawandel nicht? Welche Faktoren beeinflussen die Erfolgsquote freiwilliger Maßnahmen?

1. Sicherlich kommt es auf die Dauer und das Ausmaß des Verzichts an, der den freiwillig Kooperierenden abverlangt wird. Einige Wochen zuhause zu bleiben, war offensichtlich gerade noch leistbar. Freiwillig auf Flugreisen zu verzichten, scheint hingegen zu viel verlangt, vor allem, solange alle anderen weiterhin mit dem Flugzeug verreisen.

2. Die Höhe der Kooperationsbereitschaft wird damit zusammenhängen, ob man für seinen freiwilligen Verzicht gute Gründe sieht. Sind diese in einem System komplexer Abhängigkeiten versteckt, verringert dies wohl auch die Bereitschaft, freiwillig zu kooperieren. Dieser Faktor wird oft angeführt, um klimaschädliches Verhalten zu erklären. Allerdings scheint der Kausalzusammenhang »Wenn ich am Wochenende eine große Party feiere, könnte meine Großmutter bald an Corona sterben« nicht deutlich komplexer zu sein als »Wenn ich fliege, verlieren die Inselbewohner ihre Heimat«.

3. Nicht zu unterschätzen ist der Faktor der eigenen Betroffenheit im Falle einer Nicht-Kooperation. Gilt es, die eigene Großmutter durch freiwillige Kooperation zu retten, fällt uns der Verzicht leichter als bei einer anonymen Inselbewohnerin.

Kurz: Das Prinzip Freiwilligkeit scheint bei der Bekämpfung der ersten Corona-Welle aus zwei Gründen erfolgreicher gewesen zu sein als bei der Klimakrise. Erstens, weil der Verzicht weniger stark und vor allem weniger lang eingefordert wurde. Zweitens, weil die eigene Betroffenheit größer war.

Wenn Dauer und Ausmaß des Verzichts zu groß werden, die guten Gründe für einen Verzicht nicht sofort ersichtlich sind oder die Wahrscheinlichkeit hoch ist, dass die negativen Folgen der Nicht-Kooperation vorwiegend andere treffen werden, führt Freiwilligkeit kaum zum Erfolg. Unter solchen Bedingungen ist die Gruppe der freiwillig Kooperierenden zu klein, um den gewünschten Effekt zu erzielen, geschweige denn, um den Negativeffekt der Nicht-Kooperierenden zu kompensieren. Wie es aussieht, wird beim Klimaschutz zu stark auf Freiwilligkeit gesetzt. Fair ist das nicht – weder für unsere Nachkommen, die auf einem verwüsteten Planeten werden leben müssen, noch für diejenigen, die sich bereits heute Mühe geben, ein klimafreundliches Leben zu führen.

Es muss nicht in der totalen Fremdbestimmung enden

Klare und verbindliche Vorgaben, die den Verzicht gleichmäßig auf alle verteilen, wären fairer und zielführender. Bei einer solchen Verteilung könnte zwar weiterhin geflogen werden, jedoch nur so viel, dass wir alle zusammengenommen die globale Kompensationsfähigkeit der Erdatmosphäre nicht überstrapazieren. Und auch hinsichtlich der Pandemie würde ein gleichmäßiges Verteilregime nicht automatisch zu einer totalen Ausgangssperre, sondern beispielsweise wie in Madrid zu definierten Zeitslots führen. Indem jedem Einzelnen klare Grenzen gesetzt werden, würden wir sicherstellen, dass wir den von Klimakrise oder Pandemie gesetzten Rahmen nicht sprengen.

Ob jede und jeder die Möglichkeiten bis zu dieser zulässigen Obergrenze ausschöpfen möchte oder nicht, bliebe nach wie vor jedem Einzelnen selbst überlassen. So könnten Freiwilligkeit, Autonomie und Selbstbestimmung gewahrt werden, ohne dass wir über die Stränge schlagen oder auf der freiwilligen Kooperation anderer Trittbrett fahren. Eine solche nach oben gedeckelte Freiwilligkeit wäre in Tat und Wahrheit für alle vorteilhafter. Und deshalb sollte sie eigentlich auch bei allen beliebter sein als die totale Freiwilligkeit – außer natürlich bei denen, die bis zum Klimakollaps rumjetten wollen und schon jetzt die Partys für die nächste Pandemie planen.

Yannic Vitz

»Applaus, Applaus!« Über eine Ethik des Lobes und moralisch unangemessenen Applaus

Auf dem ersten Höhepunkt der Covid-19-Pandemie im Frühjahr 2020 schallte in vielen Städten allabendlich Applaus von den Balkonen. Er galt den von der Arbeit heimkehrenden Menschen, die in systemrelevanten Berufen tätig sind. Dieser Applaus wurde in der öffentlichen Diskussion als demonstrative Kommunikation von Lob, genauer: von Dankbarkeit, Solidarität und Anerkennung, interpretiert. Andere kritisierten den öffentlich gezollten Beifall als unzureichend oder sogar zynisch. Applaudierende, so war zu lesen, könnten sich den Applaus »sonstwohin stecken« (Prosinger 2020). Was aber soll falsch daran sein, jenen Menschen zu applaudieren, die in der Pandemie besondere Verantwortung tragen? Dieser Essay versucht, Gründe dafür auszumachen, Applaus zurückzuweisen und Applaudierende anzuprangern. Ich werde dafür argumentieren, dass Applaus nicht als solcher, sondern nur dann fehl am Platze ist, wenn er *heuchlerisch* ist.

Entscheidend für meine Argumentation ist die These, dass Applaudierende sich durch ihren Applaus auch zu moralischen Sachverhalten positionieren. Applaus ist Ausdruck des Lobes und damit Zustimmung zu einer moralischen Norm, einem Wert oder einer Tugend. In Bezug auf Tadel, das negative Gegenstück zu Lob, wurde dieser Punkt bereits anderweitig ausführlich diskutiert. Doch während eine Ethik des Tadels Gegenstand einer ausgedehnten philosophischen Debatte ist, wird Lob weitestgehend vernachlässigt. Ziel dieses Essays ist es auch, eine analoge Ethik des Lobes zu skizzieren und aufzuzeigen, welche wichtige Funktion Lob für unser moralisches Miteinander hat.

Wie ich argumentieren werde, ist nicht jedes Lob moralisch angemessen, weil nicht jede Zustimmung zu einer moralischen Norm widerspruchsfrei ist. Im Falle eines Widerspruchs sind das Lob und mithin der Applaus *heuchlerisch*. Sie stellen eine beträchtliche moralische Verfehlung dar, insofern sie die Unparteilichkeit der Moral missachten oder sogar aus moralisch problematischen Eigenschaften der Person entspringen. Gegenüber manchen Applaudierenden ist daher eine sogenannte *ad-personam*-Kritik gerechtfertigt: »Wer bist denn *du* eigentlich, woher nimmst *du* das Recht, *mir* zu applaudieren?« Diese kritische Rückfrage verweist darauf, dass es für die Angemessenheit des Lobes wie des Applauses relevant ist, ob Applaudierende selbst die Norm befolgen, für die sie mit ihrem Lob Zustimmung ausdrücken. So ist etwa relevant, ob mein Applaus Kranken- und Pflegepersonal danken soll, ich selbst mich aber weigere, Kontaktbeschränkungen einzuhalten; ob mein Applaus Solidarität zeigen soll, ich aber Maßnahmen zur Behebung des Pflegenotstands ablehne.

Applaus während der Covid-19-Pandemie

Nicht nur in deutschen Metropolen, sondern auch in China, Frankreich, Spanien, Großbritannien und vielen anderen Ländern applaudierten Menschen im Frühjahr 2020 aus ihren Fenstern und von ihren Balkonen. Die gemeinsame Praxis, abends den ›Helfern‹ – namentlich medizinischem und Pflegepersonal sowie Beschäftigten im Einzelhandel – Beifall zu spenden, folgte unkoordinierten Aufrufen in den sozialen Medien. Die Menschen riefen einander dazu auf, »Zusammenhalt und Anerkennung« und »Applaus für die Helfer« zu zeigen, »Zusammen trotz aller Distanz« zu stehen und in die »Solidaritätsbekundung« einzustimmen (*Tagesschau* 2020; *Spiegel* 2020). Die mit Applaus bedachten Personengruppen wiederum richteten zeitweilig Appelle an die Allgemeinheit, zuhause zu bleiben, während sie die Versorgung von Grundbedürfnissen sicherstellten.

Der Applaus während der Covid-19-Pandemie wurde weitestgehend als Ausdruck der Dankbarkeit, Solidarität und Anerkennung interpretiert. All diese Haltungen gegenüber dem Tun anderer Menschen werde ich unter dem Begriff des Lobes zusammenfassen. Dabei verstehe ich Lob in Anlehnung an die Definition des Dudens in einem sehr weiten Sinn. Dem Duden zufolge heißt ›loben‹: »jemanden, sein Tun, Verhalten o. Ä. mit anerkennenden Worten (als Ermunterung, Bestätigung o. Ä.) positiv beurteilen und damit seiner Zufriedenheit, Freude o. Ä. Ausdruck geben« (Duden 2020). Dass der Duden nur verbales Lob berücksichtigt, erscheint mir kurzsichtig.

Lob kann auch durch Gesten, Blicke oder eben durch Applaus zum Ausdruck gebracht werden. Neben Zufriedenheit und Freude können auch Dankbarkeit oder solidarische Gefühle ausgedrückt werden. Ich verwende den Begriff ›Lob‹ also ausdrücklich nicht in dem spezifischen Sinn, dem zufolge Lob eine ganz *bestimmte* Art der Anerkennung ist, die sich von Ermunterung oder Bestätigung unterscheidet. Auch schließe ich mich nicht der manchmal vertretenen Auffassung an, dass man in Hierarchien nur abwärts loben könne. Lob, wie ich es verstanden wissen möchte, ist schlicht der Ausdruck einer positiven Haltung gegenüber dem Tun einer anderen Person oder einer Gruppe von Personen.

Obwohl der den Pflegekräften gespendete Applaus Ausdruck von Lob war, zog er zunehmend kritische Kommentare auf sich. Ein verbreiteter Kritikpunkt lautete, dass »einfach nur zu klatschen« nicht ausreiche und es »mehr als warme Worte« brauche (Götz 2020). Diese Kritik mischte sich mit Forderungen nach besserer Vergütung, Versorgung mit Schutzkleidung und anderen substanzielleren Leistungen für die betreffenden Berufsgruppen. Insbesondere wurde an den seit langem bekannten chronischen Personalmangel in der Gesundheits- und Pflegebranche erinnert.

Zunächst scheint die Tatsache, dass Applaus nicht ausreicht, um eklatante Missstände zu beheben, nicht prinzipiell gegen den Applaus zu sprechen. Dieser mag folgenlos bleiben oder zu kurz greifen, er scheint deshalb jedoch nicht automatisch unangemessen zu sein. Es gibt allerdings Beispiele, in denen Applaus durchaus unangemessen zu sein scheint. Denken wir etwa an den Beifall von Großbritanniens Premierminister Boris Johnson für das National-Health-Service-Personal (*Guardian* 2020), der als Ausdruck des Lobes für deren Leistung verstanden wurde. Dieser Applaus war in der Tat unangemessen, da er im scharfen Kontrast zu Johnsons Verhalten als Parlamentarier stand, das nicht auf eine unterstützende Haltung gegenüber dem Personal des NHS hindeutete. Das zeigt sich zum Beispiel in seiner Ablehnung, den jahrelangen Gehaltsdeckel des NHS-Personals aufzuheben (Siddique 2020). Außerdem war Johnsons Regierung nicht zuletzt dafür verantwortlich, dass die Intervention zur Verlangsamung der Covid-19-Infektionen kläglich spät begann.

Wie ich zeigen werde, lässt sich die Spannung zwischen Johnsons Applaus und seinem Agieren als Parlamentarier und Premierminister so verstehen, dass das Lob in Form des Applauses ein Bekenntnis zu einem Wert, Ideal oder einer Norm signalisiert, für die Johnson gar nicht einsteht. Applaus funktioniert in diesem Fall somit als Versuch, sich aus Gründen der Selbstdarstellung mit bestimmten Werten ›gemein zu machen‹.

Eine philosophische Analyse bietet diese Umschreibung freilich noch nicht. Um die spezifische moralische Verfehlung herauszuarbeiten, werde ich dafür argumentieren, dass heuchlerisches Lob die Unparteilichkeit der Moral missachtet. Dies ist zumindest außerhalb der politischen Arena ein gewichtiger moralischer Vorwurf, der Zweifel an der moralischen Integrität einer Person weckt.

Tadel

Als Ausgangspunkt für eine Ethik des Lobes empfiehlt es sich, eine Ethik des Tadels und insbesondere die moralische Verfehlung des heuchlerischen Tadels näher zu beleuchten.

Eine Person zu tadeln, bedeutet allgemein, einer bestimmten Art von negativer Haltung gegenüber dem Tun der Person Ausdruck zu verleihen. Tadel lässt sich aus unterschiedlichen Gründen zurückweisen. Als schlagender Grund für eine solche Zurückweisung gilt der Nachweis, dass es sich um heuchlerischen Tadel handelt. Hinter dieser Rede verbergen sich zwei Phänomene, die allerdings auf dieselbe moralische Verfehlung hinauslaufen. Heuchlerischer Tadel im engeren Sinne liegt vor, wenn eine Person A eine Person B für die Verletzung einer Norm N tadelt, A jedoch selbst N verletzt hat. Mit dieser Form des Tadels verwandt ist *mitschuldiger* Tadel, der dann vorliegt, wenn die für die Normverletzung tadelnde Person A moralisch mitverantwortlich für Bs Normverletzung ist. In beiden Fällen verletzt A die Norm selbst, wodurch der Tadel von A hinsichtlich einer Verletzung von N durch B heuchlerisch ist (Todd 2019).

Wie lassen sich diese Verfehlungen genauer verstehen? Zwei aktuelle Debattenbeiträge bieten dafür unterschiedliche Erklärungen an. Bei der ersten Konzeption heuchlerischen Tadels wird die moralische Verfehlung als eine Zurückweisung der moralischen Gleichheit von Personen verstanden (Fritz/Miller 2019). Heuchlerisch tadelt, wer andere für die Missachtung einer Norm tadelt, ohne sich selbst für die eigene Missachtung derselben Norm zu tadeln. Heuchlerischer Tadel sorgt nach dieser Auffassung für den Verlust des moralischen Rechts darauf, andere tadeln zu dürfen. Denn erst der Grundsatz der moralischen Gleichheit von Personen begründet, warum es allen gleichermaßen zusteht, anderen moralische Vorwürfe zu machen.

Diesen Grundsatz missachtet heuchlerischer Tadel auf folgende Weise: Menschen sind grundsätzlich daran interessiert, moralische Vorwürfe zu vermeiden. Heuchlerisch Tadelnde entziehen sich unfairerweise selbst dem Getadeltwerden und zeigen damit, dass sie die Interessen anderer weniger wichtig als die eigenen Interessen erachten. Damit missachten sie die Unparteilichkeit der Moral sowie auch die moralische Gleichheit von Personen. Problematisch ist dies nicht zuletzt deshalb, weil wichtige moralische Funktionen des Tadels nur auf Basis dieser Unparteilichkeit erfüllbar sind. Tadel kann etwa die Funktion besitzen, andere durch einen moralischen Vorwurf zur Verantwortung zu ziehen; heuchlerischer Tadel würde die Glaubwürdigkeit solcher moralischen Vorwürfe jedoch untergraben.

Die zweite Konzeption ist schlichter (Rossi 2020): Heuchelei ist demnach als ein Widerspruch zwischen einer Handlung und einer Einstellung zu verstehen, durch den Werte ausgedrückt und schlechte Charaktereigenschaften erkennbar werden. Ein Tadel ist etwa dann heuchlerisch, wenn der Tadelnde aufgrund von Selbstgerechtigkeit oder Egoismus andere tadelt, sich selbst aber vom Tadel ausnimmt. Solche Charaktereigenschaften sind moralisch problematisch und unterminieren den Tadel.

Lob

Verhält sich Lob analog zu Tadel? Eine Person zu loben, bedeutet allgemein, einer bestimmten Art von positiver Haltung gegenüber dem Tun der Person Ausdruck zu verleihen. Lob und Tadel scheinen also zunächst eine analoge Struktur zu haben. Der Fall des Applauses für die systemrelevanten Berufsgruppen scheint sich allerdings nicht analog zum heuchlerischen Tadel zu verhalten. Im Fall des Applauses lobt A B für die Einhaltung einer Norm, die A selbst nicht eingehalten hat. Nichts scheint hier unfair zu sein: Immerhin hat B die Norm eingehalten und das Lob verdient. So ist es etwa ein gängiges Phänomen, jemanden für eine künstlerische oder sportliche Leistung, der man selbst nicht fähig ist, zu loben. Äußerungen wie »Das ist aber gut! Ich könnte das nicht« sind vollkommen geläufig, nichts an ihnen rechtfertigt den Vorwurf der Heuchelei. Warum also sollte am Applaus während der Pandemie etwas auszusetzen sein?

Der Unterschied liegt darin, dass wir es hier mit Lob für ein *moralisches* Verhalten zu tun haben. Wenn wir andere in moralischer Hinsicht loben, uns aber selbst nicht entsprechend moralisch verhalten, kann Lob sehr wohl heuchlerisch sein.

Stellen wir uns zur Illustration vor, eine korrupte Politikerin würde in einer Rede öffentlich die Arbeit einer Kollegin loben, die sich für die Bekämpfung von Korruption engagiert. Problematisch ist in diesem Fall, dass die korrupte Politikerin ihre Kollegin für die Einhaltung einer moralischen Norm lobt, die sie selbst ebenfalls einhalten könnte, es aber nicht tut. Das Lob für die Korruptionsbekämpferin kommt somit von einer Person, die außerhalb der ›moralischen Gemeinschaft‹ steht, in der die Norm praktiziert wird. Eine moralische Gemeinschaft verstehe ich dabei als einen impliziten Zusammenschluss zwischen Menschen in Bezug auf eine einzelne moralische, insbesondere eine fundamentale Norm. Dementsprechend kann es so viele moralische Gemeinschaften geben, wie es Normen gibt, denen man explizit oder implizit zustimmen kann.

Ich behaupte nun, dass ein öffentlicher Ausdruck des Lobes als Akt der Zustimmung zu einer Norm funktioniert. Damit verstehe ich Lob nicht als bloßen Ausdruck einer theoretischen Überzeugung, sondern als Akt der *Festlegung* auf eine bestimmte moralische Position. Im Korruptionsbeispiel funktioniert das Lob der Sprecherin somit als Signal ihrer Zustimmung zu einer Norm und damit der Zugehörigkeit zu einer moralischen Gemeinschaft, obwohl sie sich mit ihren bisherigen Handlungen außerhalb dieser Gemeinschaft stellt. Ihr Lob ist in diesem Sinne heuchlerisch.

Das Phänomen lässt sich anhand der beiden Konzeptionen heuchlerischen Tadels wie folgt erklären: Entsprechend der ersten Konzeption missachtet der heuchlerisch Tadelnde die moralische Gleichheit von Personen. Er behandelt die Interessen aller, Tadel zu vermeiden, unterschiedlich.

Besteht für Lob ein ähnliches Interesse? Dies scheint nicht der Fall zu sein. Wir mögen zwar ein starkes Interesse daran haben, für gleiche Handlungen gleich viel Lob zu erfahren. Doch das Problem heuchlerischen Lobes besteht ja gerade nicht darin, unfair zu loben. Aufschlussreicher ist ein Blick auf die *moralischen Funktionen* von Lob und Tadel: Zu den moralischen Funktionen des Tadels gehört es, andere dazu anzuhalten, Rechenschaft für ihre Handlungen abzulegen. Im Unterschied dazu scheint die moralische Funktion des Lobes epistemischer und motivationaler Art zu sein. Lob stellt moralisch wertvolle Handlungen heraus und hebt sie auf diese Weise für andere Personen hervor. Positive psychologische und soziale Effekte des Lobes, etwa öffentliche Anerkennung, können dazu motivieren, die entsprechende Handlung nachzuahmen. Die Aussicht auf Lob begünstigt moralisch lobenswerte Handlungen: Auf diese Weise kann Lob zum moralischen Fortschritt beitragen.

Heuchlerisches Lob legt zwar nahe, dass die lobende und die gelobte Person einer geteilten moralischen Gemeinschaft angehören; scheinbar herrscht Konsens und Harmonie zwischen beiden in Bezug auf die Norm, auf die das Lob verweist. Die *scheinbare* Befürwortung dieser Norm durch die lobende Person verstellt jedoch den Blick darauf, wer die lobenswerte Norm tatsächlich befürwortet und wer nicht. Im Falle Johnsons soll sein heuchlerischer Applaus eine Haltung zum Personal des NHS ausdrücken, die Johnson allem Anschein nach gar nicht hat. Damit verfälscht er Information darüber, welche politischen Kräfte tatsächlich für die Belange der NHS-Beschäftigten einstehen. Außerdem bewirkt die geheuchelte Befürwortung der Norm, dass der Sprecher die positiven psychologischen und sozialen Effekte dieser Befürwortung genießen kann, ohne etwaige Bürden für die tatsächliche Befolgung der Normen tragen zu müssen. Dies mindert die Motivation für Beistehende, die Norm tatsächlich zu befolgen. So könnte es jemanden entmutigen, sich für die NHS-Beschäftigten aufrichtig einzusetzen, wenn man sich Zuspruch für diesen Einsatz mit Johnsons politischer Inszenierung teilen muss bzw. mit Johnson in einen Topf geworfen wird.

Ich behaupte nicht, dass dieser Effekt in jedem Fall eintreten muss. Dies ist auch unerheblich, denn heuchlerisches Lob stellt auch dann eine moralische Verfehlung dar, wenn es im Einzelfall folgenlos bleibt. Heuchelei nimmt die genannten negativen Folgen billigend in Kauf. Jeder Fall unaufrichtigen Lobs ist dazu geeignet, die moralischen Funktionen von Lob zunichte zu machen. Wir haben also einen moralischen Grund, der von uns allen in gleichem Maße verlangt, nicht heuchlerisch zu loben. Wer sich diesem Grund entzieht und trotzdem heuchlerisch lobt, akzeptiert nicht, dass der Grund unparteiisch adressiert ist – nicht an manche mehr und an andere weniger. Man missachtet also die Unparteilichkeit der Moral, indem man sich eine Sonderrolle zugesteht und sich durch heuchlerisches Lob von der allgemeinen Verbindlichkeit einer Norm ausnimmt, der man zugestimmt hat.

Die zweite Form, wie man heuchlerisches Lob verstehen kann, wirkt geradliniger. Sie fußt auf der Funktion von Lob, ein Bekenntnis zu moralischen Normen auszudrücken. Die lobende Person befürwortet durch das Lob eine Norm, straft ihre Zustimmung aber durch eine andere Handlung Lügen. Dieser Widerspruch ist genau dann *heuchlerisch*, wenn er ein Ausdruck schlechter Charaktereigenschaften ist, welche wiederum das gespendete Lob untergraben. Die korrupte Politikerin könnte etwa das Motiv haben, durch ihr heuchlerisches Lob ihre eigene Korruption zu vertuschen und den Eindruck eines sauberen moralischen Charakters zu erwecken.

Wie ließe sich dann im moralischen Fall der Ausspruch »Das ist aber gut! Ich könnte das nicht« erklären? Nach meiner Auffassung schließen Bekenntnisse zu moralischen Normen die Bereitschaft ein, sich nach diesen Normen zu richten. Moralische Bekenntnisse begründen die Erwartung, dass die Sprecherin den Worten Taten folgen lässt. Im Unterschied dazu verpflichtet man sich durch das Loben einer künstlerischen oder sportlichen Leistung nicht dazu, *selbst* solche Leistungen zu erbringen. Es wird ja gerade der Tatsache applaudiert, dass die Leistung außergewöhnlich ist.

Im moralischen Fall gibt es nun zwei Besonderheiten: Zum einen verlangen wir moralisch voneinander nur das, zu dem wir auch in der

Lage sind (»Sollen impliziert Können«). Dies macht den Sprechakt »Toll, ich könnte das nicht« problematisch. Beispielsweise kann der Fleischesser sehr wohl auf Fleisch verzichten. Lobt er die Vegetarierin für ihren Verzicht, so ist das ein problematischer Sprechakt.

Zweitens handelt es sich bei den Leistungen, für die das Pflegepersonal gelobt wird, typischerweise um »supererogatorische«, also über das Pflichtgemäße hinausgehende Leistungen. Schon deshalb verpflichten sich die Applaudierenden nicht darauf, es dem Kranken- und Pflegepersonal in relevanter Hinsicht gleichzutun. Moralisch gesehen aus dem Schneider sind sie deshalb noch lange nicht. Sie bleiben nämlich zum moralisch gebotenen Minimum verpflichtet. Heuchlerisch ist es, andere für moralisch außerordentliche Leistungen zu loben, selbst aber nicht dazu bereit zu sein, das minimal Erwartbare zu einem nur gemeinsam erreichbaren Ziel beizutragen – und damit den Gelobten letztlich die Unterstützung zu verweigern.

Auch wenn Johnsons Applaus ein besonders gutes Beispiel für heuchlerisches Lob ist, bildet ein politisches Amt für diese Art der Verfehlung keine Voraussetzung. Stellen wir uns eine Person vor, die vom Balkon dem Pflegepersonal applaudiert, selbst aber keine Maske trägt und zum letztmöglichen Zeitpunkt vor und bei erster Gelegenheit nach den Kontakt- und Ausgangsbeschränkungen Urlaub in einem Risikogebiet gemacht hat. Da die Belastungen des Kranken- und Pflegepersonals wesentlich auf erhöhte Infektionszahlen zurückzuführen sind, trägt die Person mit ihrem Verhalten zu einem Anstieg eben jener Belastungen bei, deren Bewältigung sie zum Applaus angeregt haben. Die Norm, zu der sie sich durch ihren Applaus bekennt, mag lauten »Trage im Rahmen deiner Möglichkeit dazu bei, die Überlastung der Krankenhäuser zu verhindern«. Würde sie dieser Norm zu genügen versuchen, könnte sie ihr risikoreiches Verhalten nicht rechtfertigen. Ihr Applaus ist also heuchlerisch. Sie signalisiert durch ihr Lob Dritten gegenüber die Zugehörigkeit zu einer moralischen Gemeinschaft, der sie, gemessen an ihrem Verhalten, gar nicht angehört.

Es kann allerdings auch Applaus geben, bei dem der Schein der Heuchelei trügt. Dies ist dann der Fall, wenn der Beifall im Widerspruch zum eigenen sonstigen Verhalten steht, dieser Widerspruch aber durch Unwissenheit oder Willensschwäche erklärbar ist. Und natürlich sollten wir uns vor Augen führen, dass viele Bürgerinnen mit ihrem Applaus *nicht* geheuchelt haben, denn schließlich hat ein großer Teil der Bevölkerung die Maßnahmen zur Eindämmung der Pandemie mitgetragen. Es bleibt also dabei, dass viele mit ihrem Beifall wertvolle moralische Funktionen des Lobes erfüllt haben. Sie haben herausgestellt, dass moralisch wertvolle Dienste geleistet wurden, die es sowohl nachzuahmen als auch zu unterstützen gilt.

Ich habe in diesem Essay einen Vorschlag dafür vorgebracht, wie sich die Kritik am Applaus für Kranken- und Pflegepersonal und andere Berufsgruppen philosophisch erklären und rechtfertigen lässt. Das bedeutet natürlich nicht, dass diese Kritik in jedem Einzelfall angemessen und zutreffend ist. Weil der Vorwurf der Heuchelei gewichtig ist, sollte er nicht leichtfertig erhoben werden.

Der Vorwurf der Heuchelei entzündet sich häufig an Widersprüchen zwischen früheren und gegenwärtigen Äußerungen und Handlungen (»Die schärfsten Kritiker der Elche waren früher selber welche«). Diese Art von Kritik ist problematisch, da sie die Möglichkeit einer glaubwürdigen Persönlichkeitsentwicklung nicht in die Überlegungen einbezieht. Ein Widerspruch zwischen früherem und aktuellem Verhalten begründet für sich genommen nicht den Vorwurf der Heuchelei. In moralischer Hinsicht aufschlussreicher ist es daher, die Motivation für lobende Äußerungen zu betrachten.

Natürlich kann Heuchelei auch ganz unabhängig vom moralischen Gewicht einer lobenden oder einer getadelten Handlung vorgeworfen werden. In Bezug auf ihren heuchlerischen Charakter sind die fraglichen Handlungen ungeachtet sonstiger Unterschiede einander gleich. Es macht allerdings einen gravierenden Unterschied, ob Applaudierende das Tragen einer Maske verweigern oder ob sie in einer Verantwortungsposition vorsätzlich Schutzmaßnahmen vernachlässigen oder verletzen. Im Fall schwerer politischer Versäumnisse allein auf die Verfehlung der Heuchelei abzustellen, würde von den großen Unterschieden im moralischen Gewicht der betreffenden Handlungen ablenken. Oft wird es deshalb ratsam sein, sich nicht zu stark auf den heuchlerischen Applaus zu konzentrieren. Dem Vorwurf der Heuchelei könnte man leicht entgehen, indem man das Applaudieren einfach unterlässt. Viel besser wäre es, wir würden applaudieren *und* nachhaltige Verbesserungen für die Betreffenden einfordern.

Fazit

Einer Ethik des Lobes sollte stärkere philosophische Aufmerksamkeit gewidmet werden. Lob nimmt eine wertvolle moralische Funktion ein und ist neben einer Ethik des Tadels – jedoch nicht als dessen bloßes Gegenstück – Baustein einer interpersonalen Moral zur Regulierung unseres Miteinanders. Heuchlerischer Applaus missachtet die Unparteilichkeit der Moral, die gemäß meiner These in die Praxis des Lobens eingebaut ist. Eine Ethik des Lobes beleuchtet außerdem das verbreitete soziale Phänomen, durch Lob eine Zugehörigkeit zu einer moralischen Gemeinschaft zu signalisieren.

Meine Skizze einer Ethik des Lobes lieferte außerdem die Grundlage für die moralphilosophische Beurteilung des Applauses während der Corona-Pandemie. Manche Applaudierende missachteten die Unparteilichkeit der Moral oder ließen durch ihren Applaus moralisch problematische Einstellungen oder Charaktereigenschaften erkennen.

Zuletzt bietet eine Kritik des heuchlerischen Applauses durch die theoretische Fundierung in einer Ethik des Lobes die Möglichkeit zur Selbsterkenntnis. Applaus, aber auch Würdigungen oder Spenden, entfalten positive Signalwirkung. Dort, wo sie allerdings allein durch ihre Signalwirkung motiviert sind, hat der Applaudierende Anlass, die moralische Qualität seiner Motivation zu prüfen.

Literaturhinweise

Duden: loben. Online: https://www.duden.de/rechtschreibung/loben

Fritz, Kyle G. / Miller, Daniel: The Unique Badness of Hypocritical Blame. In: *Ergo* 6 (2019) S. 545–569.

Boris Johnson Joins UK Clap for NHS, Key Workers and Capt Tom Moore – Video. In: The Guardian. 30. 4. 2020. Online: https://www.theguardian.com/uk-news/video/2020/apr/30/boris-johnson-joins-uk-clap-for-nhs-key-workers-and-capt-tom-moore-video

Götz, Uschi: Pflegekräfte in der Coronakrise. Sie brauchen mehr als warme Worte. In: Deutschlandfunk Kultur. 25. 3. 2020. Online: https://www.deutschlandfunkkultur.de/pflegekraefte-in-der-coronakrise-sie-brauchen-mehr-als.2165.de.html?dram:article_id=473239

Prosinger, Julia: Berliner Krankenpflegerin klagt an. »Euren Applaus könnt ihr euch sonstwohin stecken«. In: Tagesspiegel. 28. 3. 2020. Online: https://www.tagesspiegel.de/themen/reportage/berliner-kranken pflegerin-klagt-an-euren-applaus-koennt-ihr-euch-sonstwohin-stecken/25691690.html

Rossi, Benjamin: Hypocrisy is Vicious, Value-Expressing Inconsistency. In: The Journal of Ethics. 26. 7. 2020. Online: https://doi.org/10.1007/s10892-020-09340-4

Siddique, Haroon: Despite PM's Praise of Nurses, it's Tory Policies that Made Them Suffer. In: The Guardian. 13. 4. 2020. Online: https://www.theguardian.com/society/2020/apr/13/despite-pms-praise-of-nurses-its-tory-policies-that-made-them-suffer

Spiegel: Dank für Ärztinnen und Pfleger. Applaus von Fenstern und Balkons. 18. 3. 2020. https://www.spiegel.de/panorama/gesellschaft/coronavirus-menschen-in-deutschland-danken-gesundheitspersonal-mit-ovationen-a-61222e6a-19a7-4133-842f-b6370851ac92

Tagesschau: Coronavirus. Applaus für die Helfer. 19. 3. 2020. Online: https://www.tagesschau.de/inland/corona-dank-helfer-101.html

Todd, Patrick: A Unified Account of the Moral Standing to Blame. In: NOUS 53 (2019) S. 347–374.

Der letzte Zugriff auf alle zitierten Internetquellen erfolgte am 18.12.2020.

Biografische Notizen

Herausgeber

GEERT KEIL, geb. 1963, Professor für Philosophie an der Humboldt-Universität zu Berlin und amtierender Präsident der Gesellschaft für Analytische Philosophie (GAP). Arbeitsgebiete: Handlungstheorie, Metaphysik, Erkenntnistheorie, Anthropologie, Philosophie der Willensfreiheit. Ausgewählte Buchveröffentlichungen: *Wenn ich mich nicht irre: Ein Versuch über die menschliche Fehlbarkeit* (2019), *Willensfreiheit* (2017), *Vagueness and Law* (mit Ralf Poscher, 2016), *Handeln und Verursachen* (2015), *Quine* (2011).

ROMY JASTER, geb. 1985, wissenschaftliche Mitarbeiterin für Theoretische Philosophie an der Humboldt-Universität zu Berlin und amtierende Geschäftsführerin der Gesellschaft für Analytische Philosophie (GAP). Arbeitsgebiete: Metaphysik (Fähigkeiten, Dispositionen, Willensfreiheit), Angewandte Erkenntnistheorie (Fake News, Verschwörungstheorien, Bullshit). Buchveröffentlichungen: *Agents' Abilities* (2020), *Die Wahrheit schafft sich ab: Wie Fake News Politik machen* (2019).

Beiträger

CHRISTIAN BUDNIK, geb. 1976, wissenschaftlicher Mitarbeiter im Nationalen Forschungsprogramm »Digitale Transformation« an der Universität Zürich. Arbeitsgebiete: Vertrauen, persönliche Beziehungen, personale Identität, Autonomie; politische Philosophie, Sozialphilosophie, normative Ethik. Buchveröffentlichungen: *Einander näherkommen. Zur Normativität von Vertrauensbeziehungen* (2021), *Das eigene Leben verstehen* (2013).

FRANK DIETRICH, geb. 1967, Professor für Praktische Philosophie an der Heinrich-Heine-Universität Düsseldorf. Arbeitsgebiete: Politische Philosophie, Moralphilosophie, Medizinethik. Buchveröffentlichungen: *Philosophie der Internationalen Politik zur Einführung* (mit

Véronique Zanetti, 2014), *Sezession und Demokratie: Eine philosophische Untersuchung* (2010), *Dimensionen der Verteilungsgerechtigkeit* (2001).

OLIVER HALLICH, geb. 1968, Professor für Philosophie mit dem Schwerpunkt Praktische Philosophie an der Universität Duisburg-Essen. Arbeitsgebiete: Sozialethik, bes. Straftheorien und Philosophie des Verzeihens, Bioethik, bes. Reproduktionsethik, Metaethik, Philosophie der Antike, Schopenhauer. Neuere Buchveröffentlichungen: *Strafe (Grundthemen Philosophie)* (2021), *Platons Menon* (2013).

LUISE K. MÜLLER, geb. 1986, wissenschaftliche Mitarbeiterin in Rechts- und Verfassungstheorie an der TU Dresden, Promotion an der Freien Universität Berlin zur Legitimität internationaler Strafgerichtsbarkeit. Arbeitsgebiete: Politische Theorie und Philosophie, angewandte Ethik, Rechtstheorie. Veröffentlichungen zu Gerechtigkeitsbeziehungen, Tierethik und Technikethik, Menschenrechten und Philosophie der internationalen Politik.

LUDGER JANSEN, geb. 1969, Lehrkraft für besondere Aufgaben am Zentrum für Wissenschaftstheorie der Universität Münster und Privatdozent für Philosophie der Universität Rostock. Arbeitsgebiete: Metaphysik, Wissenschaftstheorie, Sozialphilosophie, Antike Philosophie. Ausgewählte Buchveröffentlichungen: *Neo-Aristotelian Perspectives on Formal Causation* (2021), *Gruppen und Institutionen* (2017), *Philosophische Anthropologie in der Antike* (mit Christoph Jedan, 2010), *Biomedizinische Ontologie* (mit Barry Smith, 2008), *Tun und Können* (2002, ²2016).

SEBASTIAN SCHMIDT, geb. 1991, Postdoktorand am Lehrstuhl für Theoretische Philosophie der Universität Zürich. Arbeitsgebiete: Erkenntnistheorie, Ethik und Metaethik. Promotion an der Friedrich-Alexander-Universität Erlangen-Nürnberg zum Thema *Verantwortung für die eigenen Einstellungen*. Buchveröffentlichung: *The Ethics of Belief and Beyond. Understanding Mental Normativity* (mit Gerhard Ernst, 2020).

ALEX TIEFENBACHER, geb. 1982, ist Redakteurin beim Schweizer Onlinemagazin *Das Lamm* und arbeitet in der Umweltbildung. Diplom in Umweltnaturwissenschaften und Master in Geschichte und Philosophie des Wissens an der ETH Zürich. Arbeitsgebiete: Demokratietheorie, Nachhaltigkeit, Gerechtigkeit und Verantwortung.

EMANUEL VIEBAHN, geb. 1984, wissenschaftlicher Mitarbeiter am Lehrstuhl für Wissenschaftsphilosophie der Humboldt-Universität zu Berlin. Arbeitsgebiete: Philosophie der Sprache und Kommunikation (Theorie und Ethik des Lügens und Irreführens, Kontextabhängigkeit und Mehrdeutigkeit), Metaphysik (Philosophie der Zeit). Buchveröffentlichungen: *Einführung in die Sprachphilosophie* (mit Alexander Dinges und Julia Zakkou, 2021), *Semantic Pluralism* (2019).

YANNIC VITZ, geb. 1991, Student im Masterstudiengang Philosophie an der Humboldt-Universität zu Berlin, zuvor Studium an den Universitäten Göttingen, Madrid und LSE London. Arbeitsgebiete: Angewandte Ethik, Normative Ethik und Politische Philosophie.